新工科建设之路·区块链工程与金融科技系列

教育部人文社会科学研究规划基金项目《区块链信任机制下医疗大数据共享模式研究（20XJA870001）》成果

本著作获西安财经大学学术著作出版资助

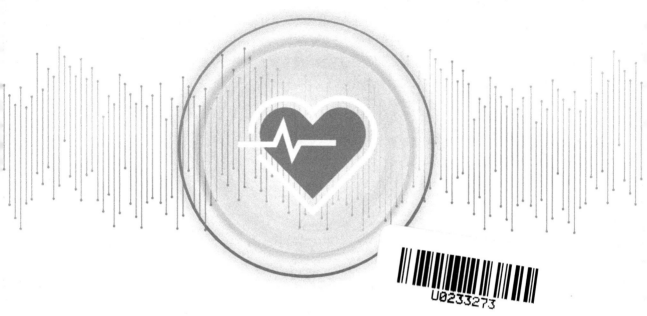

BLOCK CHAIN

医疗大数据应用 与区块链赋能

向新银◎著

电子工业出版社
Publishing House of Electronics Industry
北京·BEIJING

内 容 简 介

本书详细介绍区块链涉及的相关理论、思想和方法。全书共 11 章，按照区块链 3.0 的体系架构思想，由底向上逐层介绍数据层、网络层、共识层、激励层、智能合约层、应用层所涉及的核心方法，同时对区块链的安全和比特币、以太坊、超级账本三种典型区块链系统进行了介绍，并辅以相应示例。

本书内容知识点覆盖全面，文字通俗易懂，技术介绍深浅有度，应用示例多，可操作性强，可作为高等学校区块链工程与技术、计算机科学与技术、金融科技、商务智能等相关专业的教学参考书，也可作为区块链从业人员和相关企事业单位相关人员的参考书。

图书在版编目（CIP）数据

医疗大数据应用与区块链赋能 / 向新银著. —北京：电子工业出版社，2022.1

ISBN 978-7-121-42229-4

Ⅰ. ① 医… Ⅱ. ① 向… Ⅲ. ① 医学－数据处理－高等学校－教材 ② 区块链技术－应用－医学—高等学校—教材 Ⅳ. ① R319

中国版本图书馆 CIP 数据核字（2021）第 210090 号

责任编辑：章海涛

印　　刷：北京虎彩文化传播有限公司

装　　订：北京虎彩文化传播有限公司

出版发行：电子工业出版社

　　　　　北京市海淀区万寿路 173 信箱　　邮编：100036

开　　本：787×1 092　1/16　　印张：10.25　　字数：240 千字

版　　次：2022 年 1 月第 1 版

印　　次：2023 年 8 月第 5 次印刷

定　　价：68.00 元

前　言

如今，互联网迅速发展，网络安全面临着严峻的挑战，一些恶意用户和黑客的侵入层出不穷，数据的安全性和隐私性是社会关注的焦点。作为一种革新的技术，区块链可以结合远程医疗、基因组学、药品供应链、医疗旅游和人工智能等领域进行交易，可以成为解决这些领域的相关难题的一种新方法。区块链可以定义为一种分布式账本技术，利用公开透明、不可篡改、可追溯等特性，让人们可以基于互联网方便快捷、低成本地进行交易，是实现价值转移的基石。在区块链中，大量的价值交换交易被分为几个区块，每个区块与前一区块链接，每个区块通过对等网络记录信息，从而在互不信任的环境中实现去信任中介的可信交易。

区块链可被应用于医疗保健、金融、物联网、数据存储等领域中，比特币是区块链的著名应用之一。随着时代的不断进步，区块链开始突破原有的发展模式而延伸到保险、医疗、物联网、人工智能等领域，从而形成了极具影响力的"区块链+"模式。区块链的应用价值获得了广泛认可，世界各国政府也意识到区块链的发展潜力，纷纷推动区块链相关的产业。未来，对区块链技术的深入理解和研究将是诸多领域实现创新的重要组成部分。

区块链的普及程度正在逐步提高，已经孕育出许多创业公司。同时，大公司对其进行了深入研究并影响了商业布局，必将推动区块链在各领域发挥更大的作用。然而，对于与区块链相关的产业而言，区块链技术应用也许既是机遇也是挑战，我们应采取有效的措施，处理好两者之间的关系，找到行之有效的方法。但是，从目前的情况来看，区块链技术并不是对每个人都有触动，大家仅仅知道区块链是一项新的技术，可以对各领域产生影响，但是没有过多关注区块链技术与其他领域应用结合的解决方法，并制定切实可行的策略。

本书详细介绍区块链知识和全面的区块链应用现状，让读者对区块链有更深入的了解，并讨论区块链的核心概念及其在医疗保健中的应用。第 1 章介绍区块链技术原理。第 2 章介绍区块链技术基础技术。第 3 章讨论了区块链在医疗行业中的应用。第 4～11 章为案例研究，讨论区块链对医疗保健领域的影响，如远程医疗、基因组、药品供应链、医疗旅游、医疗保险、智能医疗，并以区块链医疗的挑战和未来的工作方向来总结。

本书的写作得到了教育部人文社会科学研究规划基金项目《区块链信任机制下医疗大数据共享模式研究（20XJA870001）》的支持，同时获得西安财经大学学术著作出版资助。

由于认识水平及表达能力所限，书中错漏之处在所难免，还望读者批评指正。

作　者

目　录

第1章 区块链概述

自比特币广为熟知以来，全球的政府和企业都逐步认识到区块链的价值。区块链是一个新生事物，起源于金融界，正在向产业界渗透。区块链以其独特的技术魅力吸引了越来越多的人对其进行深入研究。区块链究竟是一种怎样的技术，竟有如此强的吸引力，下面来探索区块链的发展历程和技术原理。

1.1 区块链的发展历程

要了解区块链，必须从比特币说起。在比特币诞生前还有许多数字货币的先驱。数字货币是由加密技术保护的一种数字或虚拟货币，不可能在分布式网络上重复花费。数字货币背后的区块链是一个公共账本，用来存储不能被篡改或更改的每笔交易的历史，这使得交易比现有系统更安全。

1982 年，Lamport 提出了拜占庭将军问题，标志着分布式计算的可靠性理论和实践进入到了实质性阶段。同年，数字货币的先驱 David Chaum 提出了"不可追踪支付"的 e-Cash 数字货币系统。但是，该货币系统依赖于第三方中介来实现管理。

1996 年，Douglas Jackson 发明了数字货币 e-Gold，该货币以金银作为价值支撑，能瞬间完成转账等操作。但是该平台遭受黑客攻击且吸收了大量的非法交易，很快退出市场。

1997 年，Adam Back 发明了 Hashcash（哈希现金）系统，主要用于反垃圾邮件和拒绝服务攻击，利用工作量证明机制来获取额度。这种机制被比特币所使用。

1998 年，Wei Dai（戴伟）提出了一种与先前的数字货币完全不同的 B-money，这是第一个完全不依赖于中心化机构的匿名数字货币方案。B-money 通过工作量证明机制解决了数字货币的发行问题，并且基于 P2P 网络结构完成交易信息的广播。但 B-money 方案并没有很好地解决"双花"问题。

2005 年，Nick Szabo（尼克·萨博）提出了一种新的数字货币 Bitgold。用户可通过激励竞争解决困难问题，然后用加密算法将解出难题的结果串联在一起进行公开发布，从而获得货币奖励。

2008 年，Satoshi Nakamoto（中本聪）发表了一篇享誉全球的论文《比特币：点对点的电子现金系统》，开启了比特币和区块链的传奇。该论文提出了一种基于哈希的链式区块结构（即区块链的维形），同时描述了一个完全去中心化的数字货币系统——比特币。比特币是区块链在金融领域的第一个典型应用，逐步引起了广泛的关注。2009 年 1 月，他用第一版的软件挖掘出了第一个区块（创始区块），区块链技术正逐步进入人们的视野。

随着比特币网络的不断发展，比特币背后的区块链技术蕴藏着巨大的价值，不仅可以应用于数字货币领域，在医疗、教育、证券交易等领域也深受重视。

1.2　区块链的概念

区块链（Blockchain）究竟是什么呢？根据 2016 年发布的《中国区块链技术和应用发展白皮书》，区块链的定义可以从以下两方面来理解。

狭义上，区块链是一种按照时间顺序将数据区块链接而成的数据结构，后一个区块存储了前一个区块的哈希值，这种组合方式意味着存储在区块链上的数据不会被篡改。

广义上，区块链是利用块链式数据结构来验证与存储数据、利用分布式节点共识算法来生成和更新数据、利用密码学的方式保证数据传输和访问的安全、利用由自动化脚本代码组成的智能合约来编程和操作数据的一种全新的分布式基础架构与计算范式。

更形象地，区块链是一种以区块为单位进行存储，并按照时间先后顺序相连形成的链式结构，同时使用密码学技术保证不可篡改、不可伪造和数据传输安全的去中心化分布式账本，如图 1-1 所示。

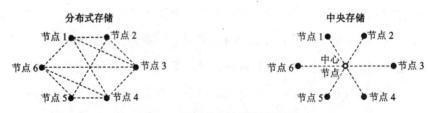

图 1-1　分布式存储与中央存储

区块链由区块和链两类数据结构组成。区块（Block）存储了一段时间顺序内所有交易数据，是一种特殊的数据结构。链（Chain）由每个具有时间戳的区块相互链接，形成一条不间断且顺序唯一的链式结构。区块链本质上可以看作一个分布式公共数据库（或称为公共账本），是实现分布式点对点通信、密码学、去中心化一致性共识算法、激励机制和可编程脚本代码新型应用模式，包括数据处理、数据验证、数据交换、数据存储等技术。

交易（Transaction）：区块链的交易是构成比特币的最基本单位，包括交易头和有效载荷（Payload）。交易头包括交易标识、所在区块高度、时间戳、支付者标识、收款者标识、转账金额、支付者签名等，有效载荷用于记录一些辅助信息。区块链交易记录了节点数据交互的过程，交易内容对应存储数据的哈希值。

区块：区块包含区块头和区块体两部分，如图 1-2 所示。

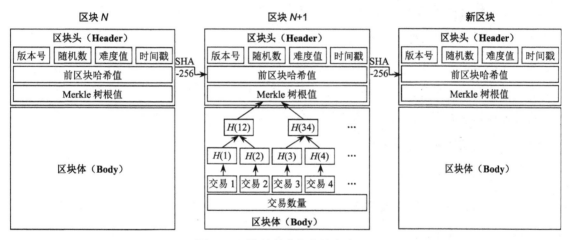

图 1-2　区块链的数据存储方式

区块头包含前区块哈希值、时间戳、目标值、随机数、难度值和区块体中所有交易的 Merkle 树根等；区块体包含一定数量的交易。

区块存储特定的交易信息。换言之，区块表示当前交易或决策，一旦发生新交易，最终将指向新的块。软件将这些交易发送到区块链网络中的一个或多个节点。然后，提交的交易将传播到网络中的其他节点，但这本身并不会将交易放置在区块链中。对于区块链实现，一旦将挂起的交易分发到节点，则必须在队列中等待，直到节点允许这些交易添加到区块链中。

当节点发布块时，交易将添加到区块链中。区块数据包含已提交至区块链网络的已验证和真实交易的列表。参与节点检查交易的格式是否正确，以及交易提供者（列在交易的"输入"值中）是否对每个交易进行了加密或者签名，确保了交易的有效性和真实性。如果每个参与节点都能验证交易提供者的签名，就可以确信已发布块中所有交易的有效性和真实性，若包含无效交易，则不接受该块。

哈希值提供区块链的标识，链结构保留交易生成的轨迹。因此，当系统添加新交易时，链结构可以基于块标识符和以前的记录来验证新交易，从而确保块数据不容易被篡改。

1.2.1　区块链的元素

完整的区块链基础架构主要包括四个组件：节点网络、分布式数据库、共享账本和加密技术。

1．节点网络

区块链上的所有节点连接在一起，形成一个网络，该网络验证并维护其中进行的所有交易。共识机制验证每笔交易，从而消除了受信任的第三方的参与。验证交易后，节点会将其记录在区块链中，并将记录到区块链中的过程称为对区块的挖矿。区块链中的区块可以具有零个或多个交易。区块是在特定的时间间隔内生成的，并且从生成前区块的时间到当前时间的所有经过验证的交易都被组合在一起形成一个区块。如果在此期间未验证任何交易，那么该区块中将没有交易。

2．分布式数据库

区块链是一个分布式共享数据库，存储网络生成的数据。与其他中央数据库不同，区块链驻留在区块链网络的每个节点中。因此，每个节点都有区块链的副本。每个区块存储交易列表、时间戳和有关前区块的信息（见图 1-2）。

3．共享账本

账本在所有节点之间共享。如果攻击者试图篡改区块链，那么攻击者需要在网络中的每个节点中进行更改，这使得攻击变得困难。为此攻击者需要控制网络中至少 51% 的节点。

4．加密技术

区块链中的数据是加密的哈希值。哈希（Hash）是一种新型技术，可将输入数据映射到固定大小的输出数据。比特币使用 SHA-256 算法。SHA-256 算法输出固定长度的值，即输入的微小变化将改变完整的输出，但输出将始终具有相同的长度。哈希函数是一个单向函数，这意味着可以从纯文本生成哈希值，但是从哈希值中导出纯文本是非常困难的。因此，攻击者无法对信息进行跟踪和对未经授权的数据进行篡改。

1.2.2　区块链的特性

一般情况下，区块链系统具有透明可信、防篡改和可追溯、隐私安全、高可靠性四大特性。

1. 透明可信

在中心化框架中，数据交换（即交易）由受信任的中央服务器进行认可和确认。这将消耗集中服务器的计算力，给执行造成瓶颈。在基于区块链的系统中，网络中的所有节点都是对等节点，任意两个节点可以相互参与交易，平等地发送和接收网络中的消息，不需信任中心来保持记录或执行认可，即整个系统对于每个节点具有透明性。

区块链网络中所有的交易对于每个节点都是透明的，而共识算法保证了所有节点的一致性。这意味着，网络内所有的信息具有可信性。

2. 防篡改和可追溯

在区块链系统中，所有对等方都持有区块链的副本，并且可以通过这种方式获得所有带时间戳的交换记录。这种方式使对等方能够确认交易，包括明确的区块链地址。区块链的每个交易都是由合作伙伴通过共识算法达成一致性的，这使得写入区块链的交易很难被篡改。

区块链发生的每条交易都有完整的记录，清晰记录每条数据的产生、流通、交易、使用的全部历史过程，对各方贡献的大小和使用场合清晰可见。

3. 隐私安全

一方面，可信任、安全和不可篡改的特性确保了区块链网络能释放更多安全的数据，区块链主要采用哈希函数和加密算法实现数据的脱敏，可以保证数据的隐私性并防止核心数据泄露。另一方面，区块链的分布式账本技术将数据分布式存储在链上，可以进行有效的访问和数据分析，发挥数据本身的价值。

因此，现代密码学的发展为区块链中用户的隐私保护提供了有效的保护方式，区块链上的数据以加密形式存在，无关用户在特定权限内无法读取有效的数据，实现了用户隐私保护。

4. 高可靠性

区块链系统是由多方共同维护一个账本并参与整个系统的共识，数据记录和存储由每个交易节点共同维护。仅当所有参与者都同意时，信息才可以通过网络中的验证达成共识。

区块链的去中心化功能使单个节点无法随意修改和调整数据，也不影响整个系统的正常运行，从而降低了产生错误数据的可能性。区块链系统支持容错能力，所有区块链对等点都包含不可区分的记录副本。区块链系统能够处理拜占庭容错能力源自其共识算法，拜占庭共识算法实现了不能容忍超过 1/3 的节点发生拜占庭行为。因此，区块链系统在满足有限错误模型的要求下，能够确保系统的高可靠性。

1.3 区块链的发展阶段

Melanie Swan 在《区块链：新经济蓝图及导读》中构建了区块链的一般架构，从不同的发展阶段对区块链进行划分，区块链的发展阶段大体经历了三个阶段：数字货币、企业应用、新型货币与经济，如图 1-3 所示。

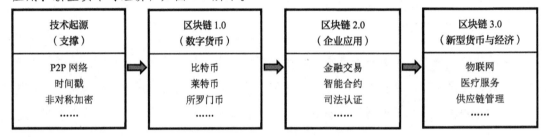

图 1-3 区块链的发展阶段

1.3.1 区块链 1.0：数字货币

区块链的最初想法起源于计算机科学，但比特币的化名开发者中本聪（Satoshi Nakamoto）在区块链白皮书中概述了我们熟知的区块链。区块链技术始于比特币网络。

最早设计的区块链系统建立了支持加密货币网络的共享账本的基本思想。区块通过复杂的密码验证过程链接在一起，形成了不可篡改的链。

区块链 1.0 与虚拟货币有关，如比特币和莱特币等。比特币是第一个也是使用最广泛的数字货币，也是区块链技术的第一个应用。数字货币可以减少许多与传统实物货币相关的成本，如流通成本。区块链 1.0 基于时间戳、哈希算法、数字签名等技术解决了电子现金中点对点支付的信任和安全问题，确保了数字货币的不可篡改性和公开透明。然而，这种分布式架构不需可信第三方机构来管理货币，有利于多方安全交易。

区块链 1.0 包含了许多应用，这些应用大多是数字货币，并且倾向于在商业上用于小额支付、外汇等。在此阶段，区块链技术通常被用于加密货币和依赖于加密货币生态的支付系统。

1.3.2 区块链 2.0：企业应用

随着时间的流逝，人们开始相信区块链不仅局限于记录交易。以太坊（Ethereum）是一个分布式公共账本，用于验证和记录交易。以太坊设计的目的是解决比特币可扩展性的不足，希望用户利用各种分布式应用程序，能够安全地存储信息。

以太坊带来的主要创新是智能合约的出现。通常，主流业务世界中的合约是在两个单独的实体之间进行管理的，有时由其他实体协助进行监督。智能合约是在区块链上实现自我管理的合约。它们是由诸如过期日期或达到特定价格目标之类的事件触发的；作为响应，智能合约进行自我管理，根据需要进行调整，而不需外部实体的介入。

智能合约也可以理解为一种自动化的计算机协议，数字化验证或应用协议履行法律合同，避免了中央权威机构或中间机构，并在分布式平台上以更快、更便宜、更安全的方式直接验证合同。我们以两个人就某些法律合同相互联系为例进行理解。他们可以通过区块链技术相互联系，在这种情况下不需任何律师就可以使用智能合约来控制和管理这类法律咨询合约。任何人不需第三方担保就可以与他人签订合法合约。

广义上，区块链 2.0 包括比特币 2.0、智能合约、智能财产、去中心化应用程序（DApp）、去中心化自治组织（DAO）和去中心化自治公司（DAC）。但是，大多数人将区块链 2.0 理解为在其他金融领域中的应用，主要用于证券交易、供应链金融、银行工具、付款清算、防伪、建立信贷系统和共同保险。除了金融领域，其应用范围逐渐扩大到各行业。区块链 2.0 的最大贡献是使用智能合约来改变传统货币和支付系统的想法。最近，区块链与智能合约技术的集成已成为解决问题的热门研究主题。例如，以太坊、Codius 和 Hyperledger 已经建立了可编程合约语言和可执行基础结构来实现智能合约。

1.3.3 区块链 3.0：新型货币与经济

数字货币的主要成就是在不受信任的实体之间分散价值转移，但许多其他更复杂的应用程序可以建立在这种颠覆性创新之上。智能合约是实现 DAO、智能代币等的自动化协议，为基于数字货币的自动化金融应用带来了巨大优势。智能合约与数字货币的结合以及所有这些在金融领域的新应用都被称为区块链 2.0。然而区块链并不局限于加密货币，加密货币只是分布式账本技术（DLT）的主要应用之一。本质上，分布式账本可能包含任意信息，不一定与金融货币有关。所有与非加密货币相关的分布式账本的更广泛的区块链技术应用通常被称为区块链 3.0 应用。

区块链 3.0 设想了一种更高级的"智能合约"形式，以建立一个分布式组织。该组织制定并受其自身法律的约束，并且具有高度的自治性。区块链与代币的整合是区块链 3.0 的重要组合。令牌是数字权利的证明，而区块链令牌由于以太坊及其 ERC20 (Ethereum Request for Comment, ERC) 标准而得到广泛认可。基于此标准，任何人都可以在以太坊上发行自定义令牌，并且该令牌可以代表任何权利或价值。令牌是指通过创建加密令牌而产生的经济活动，这些加密令牌主要但不完全基于 ERC20 标准。令牌可以用于任何权利的一种验证形式，包括个人身份、学历、货币、收据、活动门票、优惠券、股票和债券等。因此，令牌几乎可以验证社会中存在的任何权利。区块链是新时代的后端技术，而代币是其前端经济层面，两者的结合将带来重大的社会变革。同时，区块链 3.0 及其代币经济将继续推动社会的发展。

1.4 区块链的类型

根据网络范围和节点特性，区块链可分为公有链、联盟链、私有链。

1.4.1 公有链

公有链网络是完全开放的，任何人都可以加入这个网络，参与区块链数据的维护和读取，不受单个中心管理系统的控制，数据公开透明，如图 1-4 所示。比特币和以太坊都是公有链。

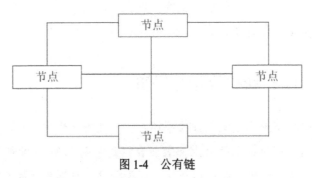

图 1-4 公有链

公有链的优势如下。

① 信任：公有链系统最初的目标是消除任何中心结构管理，依靠事先达成的共识来执

行相关操作，并基于这些共识在不可信的网络环境中构建可信的交易场景。本质上，公有链网络中的成员不必彼此信任，就可以处理和验证交易。

② 公开透明：交易中的所有信息都是公开的，供公众查看，网络中的任何人都可以确认交易和信息的合法性。

③ 激励问题：公有链构建一种激励机制，旨在促进每个节点提供资源，自发地维护网络，保证系统的稳定运行。

1.4.2 联盟链

与公有链不同，联盟链系统的成员需要严格的身份验证和权限管理，参与的节点数量也是确定的。联盟链具有公有链中不可或缺的安全性，同时考虑了网络上更高级别的权限。这意味着可以提前选择拥有特权的节点，因为在大多数情况下，像企业对企业这样的组织，区块链中的数据可以是开放的或私有的，可以看作部分分布式。也不同于下面介绍的私有链，联盟链由多个中心控制，即在内部指定多名记账人共同决定每个块的生成。联盟链主要用于多成员角色的应用场景，如 Hyperledger、Corda 和 R3CEV，如图 2-5 所示。

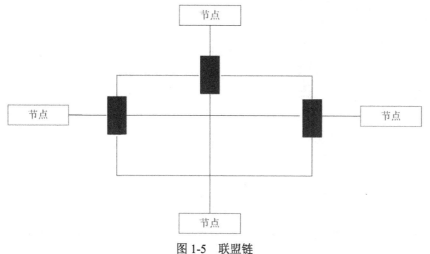

图 1-5　联盟链

联盟链的优势如下。

① 效率高。与公有链相比，联盟链一般应用于多个互相已知的组织之间的构建（如医疗机构之间的数据共享），在一定时间内参与节点数量远远小于公有链，对要完成相关业务达成一致性的理解。有限数量的经批准成员的存在使得网络达成共识的效率更高。

② 隐私保护。联盟链内数据尽在联盟成员内共享，非联盟成员没有获得授权，无法访

问系统内部数据；即使在一个联盟内，不同的时间顺序传输的数据也需要在一定程度上进行隔离。例如，医疗系统的区块链服务实现了加密，对交易信息进行保护。

③ 不需代币激励。联盟链的每个节点共同配合并进行相互交易，具有各自的算力、存储方式，一般不需要额外的代币激励措施。

1.4.3　私有链

私有链的数据写入权限由单一组织控制，如一家医院、一个医生，并且其访问权限受到一定程度的限制。换句话说，私有链并没有公有链一样的开放程度，只能在网络系统内部运行。

私有链网络具有一定的封闭性，网络节点数量较少但并不影响节点之间的信任度，而且其交易的形成也不需要每个网络节点进行验证，如图 2-6 所示。私有链在内部运行，由单一的实体来处理所有的交易。私有链中的数据信息具有私密性，不会随意被任何一个网络节点获取，因而受到大多数医疗领域的广泛关注。

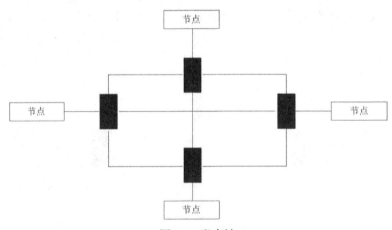

图 1-6　私有链

私有链网络仅局限在特定的组织和机构内的用户进行访问和交易，节点的参与网络的资格受到严格的控制或验证，只有特定的组织或机构才拥有对网络的读写权限和交易规则。各节点容易达成共识，交易速度更快、处理效率更高。

私有链的优势如下。

① 速度更快。与公有链相比，私有链每秒处理的交易量更高，有限数量的经批准成员的存在，使得在确保网络达成共识方面带来的机会基本较少。这使得每个区块可以处理更多的交易；私有区块链可以处理数千个甚至更多的交易，而比特币仅有 7 个交易。

② 可扩展性。私有链网络可以支持和处理许多更高的交易，完全不像一个分布式框架，达成共识可能需要一些投资，私有链网络的实现过程已逐步得到认可，其执行速度要快得多。

③ 隐私保护。与联盟链相比，私有链大多利用现有系统的安全防护机制，信息系统组织在一个组织内，隐私保护要求更弱一些。

私有链的缺点如下。

① 共识算法被编码到系统中，交易验证使用基于信任的模型。这限制了网络的可伸缩性。此外，交易的验证利用了节点之间的信任，也带来了网络内部攻击的可能性。

② 使用非标准编程语言编写智能合约使其难以采用。与其他类型区块链相比，从事超级账本工作的开源社区仍然很小，文档不足，这使得部署更加困难。

③ 超级账本仅支持确定性交易，很难在物联网中广泛采用。物联网设备生成广泛的数据集，并且制造商和程序员遵循的标准和协议不同，每个设备生成的数据与其他设备不同。

④ 所有参与者按顺序执行所有交易会受到一定的限制，并且期望采取复杂的措施来避免针对不受信任合同在开始阶段就遭受拒绝服务攻击。

总之，在区块链网络中，公有链、联盟链、私有链具有不同的特性，如表 1-1 所示。

表 1-1　三种类型区块链的比较

参　数	公有链	私有链	联盟链
读取权限	所有交易对公众可见	被严格限制	可能被公开或者被限制
可扩展性	所有节点都有信息，篡改非常困难	可能被篡改	可能被篡改
效　率	延迟高	延迟低	延迟低
中心化	去中心化	（多）中心化	（多）中心化
共识过程	区块链中的每个人都参与共识过程	被允许的节点才能参与共识过程	被允许的节点才能参与共识过程

1.5　以太坊

以太坊是一个开源的支持智能合约的去中心化平台，可以在没有任何停机、欺诈、控制或第三方干扰的情况下运行。以太坊是一个开放式的平台，所有人都可以参与，进行读写操作。以太坊也是一种支持图灵机完备并运行在区块链上的编程语言的公有链平台，帮助开发人员构建和发布分布式应用程序。

以太坊支持数字货币的基本功能，具备可编程的智能合约，也是基于工作量证明共识机制的一个变种算法，被称为 Ethash。以太坊可以自定义交易规则和交易方式，相比较于比特币，以太坊提升了共识效率，减少了资源的浪费，也在一定程度上解决了比特币可扩展性不足的问题。

由于 Ethash 是建立在工作量证明之上的，因此以太坊可能需要 10～20 秒来传输一个区块。高重复性和时间敏感的物联网设备可能不会支持这样的延迟。尽管 Ethash 保留了对潜在特定硬件的应用，但它并不能真正提高容错性。在规模上，物联网设备依赖可信和大量的对等设备来提高处理故障的概率。以太坊要求所有对等方存储一个区块链，物联网设备与以太坊网络进行友好的交互，需要提供巨大的内存，容易导致容量不足的问题。

本章小结

本章主要介绍了区块链的基础技术和相关特性，从区块链发展历程展开，阐述了区块链的概念、发展阶段、区块链的类型和以太坊等技术。这些技术可以实现区块链透明可信、防篡改、可追溯、隐私安全保障、高可靠性等特性。

第2章　区块链基础技术

区块链技术融合了计算机技术、密码原语（哈希函数、数字签名、非对称密钥加密）和存储记录概念（如分布式账本）等，是一种基于密码学的比特币底层网络框架系统。通过这种系统，网络参与者可以在没有第三方参与的情况下，实现点与点之间的交易。区块链技术引起了整个医疗行业的高度关注，其创新有望改变整个医疗行业。本章主要讨论与区块链相关的核心技术，如哈希函数、公钥密码技术、分布式账本、加密授权等。

2.1　哈希算法

区块链技术的重要特色是使用加密哈希函数。哈希函数是一种将加密压缩函数应用于数据的方法，计算几乎任何大小（如文件、文本或图像）的输入的相对唯一的输出（称为消息摘要或摘要）。哈希函数允许个人独立获取输入数据并得出相同的结果——证明数据没有变化。即使对输入的最小更改（如更改 1 位）也会导致完全不同的输出摘要，如表 2-1 所示。

表 2-1　输入文本与相应的 SHA-256 摘要值示例

文　本	SHA-256 摘要值
1	0x6b86b273ff34fce19d6b804eff5a3f5747ada4eaa22f1d49c01e52ddb7875b4b
2	0xd4735e3a265e16eee03f59718b9b5d03019c07d8b6c51f90da3a666eec13ab35
Hello World!	0xdffd6021bb2bd5b0af676290809ec3a53191dd81c7f70a4b28688a362182986f

在区块链实现中主要使用的特定加密哈希函数输出大小为 256 位的安全哈希算法（SHA-256）。SHA-256 的输出为 32 字节（1 字节=8 位，32 字节=256 位），通常显示为 64 个字符的十六进制字符串。这意味着 $2^{256} \approx 10^{77}$ 或 11579208923731619542357098500868790 78532699846656640564039457584007913129639936 个可能的摘要值。SHA-256 的算法和其他算法在联邦信息处理标准（FIPS）180-4 中有详细说明。

由于存在无限数量的可能输入值和有限数量的可能输出摘要值，如果在 hash(x)=hash(y)（即两个不同输入的哈希运算产生相同摘要）的情况下不可能发生冲突，那么 SHA-256 被认为是抗碰撞的。（通过同一个密码函数处理后的两个不同信息，假如输出同样的哈希值，那么称为碰撞。）因为要在 SHA-256 中找到碰撞，平均需要执行约 2^{128} 次（即 340 次未碰撞，或者更准确地说是 340282366920938463463374607431768211456）。

从这个角度来看，2015 年整个比特币网络的哈希率（每秒哈希值）为每秒 300 万亿哈希值（30000000000000/s）。即使产生相同摘要的任意输入 x 和 y，在区块链网络中，这两个输入也不太可能是有效的（即 x 和 y 都是有效的交易）。由于块头包含块数据的哈希表示，因此当块头摘要存储在下一块中时，块数据本身也是安全的。

区块链技术中使用的哈希函数有很多类（SHA-256 不是唯一的一个），如 Keccak 和 RIPEMD-160。

哈希函数的三个主要特性可以从理论上有效保障区块链安全。

① 抗原象性：这意味着计算是单向的，在给定某个输出值的情况下，计算正确的输入值在计算上是不可行的，而这是 PoW 的基础。

② 抗碰撞性：一个 256 位定长的哈希函数需要完成 2^{128} 次计算才能要确保找到碰撞对。也就是说，每秒计算上万次的计算机要解密信息需要近千年，所以该算法可以保证区块完整性而且信息在交互过程中不被恶意篡改。

③ 定长性：输入任意长度的原始消息 m，可压缩成固定长度的信息 hash(m)。

哈希指针包括指向前区块地址的指针和由本数据信息加密生成的哈希值，用于验证取回的信息是否被非法改动。

哈希值表示将使用密码哈希算法生成的固定长度的数值，唯一地标识数据，并且区块链状态由哈希函数 SHA-256 表示。由于哈希值是单向函数，因此无法从哈希值中检索原始字符串，创世块哈希是使用初始交易来计算的。块的索引、前区块哈希值、时间戳、块数据和随机数用于计算连续块的哈希值。

2.2 公钥密码技术

区块链技术使用非对称密码技术（也称为公钥密码技术），使用一对密钥：在数学上彼此相关的公钥和私钥。在不降低过程安全性的情况下，公开公钥，同时保密私钥。即使两个密钥之间存在关系，也不能基于对公钥的了解来确定私钥。在实现过程中可以使用私钥加密，使用公钥解密，或者使用公钥加密，使用私钥解密。

非对称密码技术通过提供一种机制来验证交易的完整性和真实性，同时允许交易保持公开，从而使不知道或不信任彼此的用户之间建立信任关系。为此，将对交易进行"数字签名"，这意味着私钥用于加密交易，以便任何具有公钥的人都可以对其进行解密。公钥是公开的，用私钥加密交易证明交易的签名者可以访问私钥，或者使用用户的公钥对数据进行加密，以便只有具有访问私钥权限的用户才能对其进行解密。其缺点是非对称密码技术加密通常计算速度慢。

而对称密码不同。对称密码使用一个密钥来加密和解密。对于对称密码技术，用户必须已经彼此建立了信任关系才能交换预共享密钥。在对称系统中，可以用预共享密钥解密的任何加密数据都确认它是由另一个访问预共享密钥的用户发送的，没有访问预共享密钥的用户将无法查看解密的数据。与非对称密码技术相比，对称密码技术的计算速度非常快。因此，当一个人声称使用非对称密码技术加密时，通常是使用对称密码技术对数据进行加密，然后使用非对称密码技术对对称密钥进行加密。这个"技巧"可以大大加快非对称密码技术加密的速度。

2.3 私钥存储

对于某些区块链网络（尤其是非许可的区块链网络），用户必须管理并安全地存储自己的私钥。他们经常使用软件安全地存储它们，而不是手动记录它们。该软件通常被称为钱包。钱包可以存储私钥，公钥和关联的地址，还可以执行其他功能，如计算用户可能拥有的数字资产。

如果用户丢失了私钥，那么与该密钥关联的任何数字资产都将丢失，因为重新生成同一私钥在计算上是不可行的。如果私钥泄露，那么攻击者将拥有对该私钥控制的所有数字资产的完全访问权限。私钥的安全性如此重要，以至许多用户使用特殊的安全硬件来存储它们。

　　私钥存储是区块链技术的一个极其重要的方面。当新闻报道"XYZ 加密货币被盗"时，几乎可以肯定意味着发现了一些私钥并用于签署将资产转移到新账户的交易，而不是说区块链网络本身就遭到了破坏。注意，由于通常无法更改区块链数据，因此一旦犯罪分子窃取了私钥并将相关资金公开转移到另一个账户，该交易通常无法撤销。

2.4　分布式账本

　　账本在医疗数据传输过程中具有十分重要的地位，可用于记录与患者息息相关的医疗信息，如药品的类型、数量及患者的病情等。分布式账本是各类交易的集合。在人类历史发展进程中，传统账本一直伴随着商品和服务的交换，而分布式账本可以在多个站点或者多个机构组成的网络中分享交易。根据区块链网络达成共识的规则，账本的记录可由参与者共同维护或者进行更新。分布式账本作为区块链技术的基础，其特性远远优于传统账本。就安全性和易用性而言，分布式账本作为区块链技术的基础，其特性要远远优于传统的账本结构。

1. 数据公开透明性

　　传统的数据存储方式主要将数据信息上传到中央服务器进行集中存储，只有在服务器接入点增强了安全防护措施后，才能实现内外数据的交互。这种组织体系完全依赖一个中央机构，中心化程度高。一旦出现"单点故障"，出现数据访问错误，数据丢失或损坏的风险也将增大。分布式账本具有去中心化的特点，可以实现分布式数据存储，少数节点被攻击或者失效不会影响到整个系统的运行，有助于增强系统的灵活性和提高数据的完整性。

　　分布式账本技术可以追踪任一对应的账户中的全部交易信息，还可以对每个节点进行监督，以保障交易秩序的公平性。区块链的每个节点都具有账本的完整副本，账本被篡改的可能性非常低，即使一部分信息被篡改，也可以通过数学算法循序甄别。因此，这种机制能够保证信息的高透明度。

2. 信息可追溯性

　　在分布式账本中，整个网络的多个节点分别实现数据分布式存储，而且每个节点中的数据都是实时同步的，即使某节点出现了故障，其他节点并不会受到影响，依然能将交易进行下去，保持系统稳定运行。

换言之，由于分布式账本系统存在共识机制，一旦出现有错误的节点，该节点就会被整个系统网络抛弃，直至对数据完成共识后才被允许继续工作。从根本上说，这个技术是一种P2P技术，不仅有利于数据的传递和共享，还有利于提升资产交易速度。

由于密码学、点对点等技术的引入，分布式账本支持灵活的访问策略，结合密码学技术来保护数据的隐私、设置特定人获取数据资源的访问权限增强了系统的稳定性。区块链本质上是一种分布式公共记录账本，通常比集中式管理具有更广的计算范围。区块链的分布式管理、公开透明等特性是把双刃剑，可以满足安全性，也带来了新的数据隐私性问题。如何在实现数据的隐私时依然支持各节点之间的安全交易也是区块链领域的核心问题。

（1）中央分布式账本可能丢失或破坏，用户必须相信所有者正确备份了系统

区块链网络是按分布式设计的，创建了许多备份副本，所有副本均可更新并同步到对等体之间的同一分布式账本。区块链技术的主要好处是每个用户都可以维护自己的账本副本。每当新的完整节点加入区块链网络时，它们就会着手来发现其他完整节点，并索要区块链网络分布式账本的完整副本，从而使账本不易丢失或被破坏。某些区块链实施提供了支持诸如私人交易或私人信道等概念的能力。私有交易仅有助于将信息传递给参与交易的那些节点，而不是整个网络。

（2）中央服务器的分布式账本可能位于同构网络上，其中所有软件、硬件和网络基础结构可能都相同

此特性可能降低整体系统的灵活性，因为对网络某一部分的攻击将在任何地方发生。而区块链网络是一种异构网络，其中的软件、硬件和网络基础设施都是不同的。由于区块链网络上节点之间存在许多差异，因此不能保证对一个节点的攻击也可以在其他节点上进行。

（3）中央服务器的分布式账本可能完全位于特定的地理位置（如全部位于某国家/地区）

如果该位置发生网络中断，那么取决于该账本和服务的服务可能不可用。区块链网络可以由遍布全球的不同地理位置的节点组成。因此，区块链网络以点对点的方式工作，可以抵御任何节点甚至整个节点区域的丢失。

（4）中央分布式账本上的交易不是透明进行的，可能无效

用户必须相信所有者正在验证每个收到的交易，区块链网络必须检查所有交易是否有效；如果恶意节点正在传输无效交易，其他节点将检测并忽略它们，从而防止无效交易在整个区块链网络中传播。

（5）中央服务器分布式账本上的交易列表可能不完整

用户必须相信所有者包括所有已收到的有效交易。区块链网络在其分布式账本中保存所有接受的交易。要构建一个新区块必须对前一区块进行引用，因此必须在其上构建。如果发布节点不包含对最新块的引用，那么其他节点将拒绝该引用。

（6）集中式账本上的交易数据可能已被更改

用户必须相信所有者没有更改以前的交易。区块链网络利用加密机制，如数字签名和加密哈希函数，提供防篡改和防篡改的账本。

（7）中央服务器系统可能不安全

用户必须信任关联的计算机系统和网络正在接收关键的安全修补程序，并已实现最佳安全实践。由于不安全，系统可能被破坏，个人信息可能被窃取。区块链网络是分布式的，因此不提供集中的攻击点。一般，区块链网络上的信息可以被公开查看，并且不提供任何可窃取的信息。要攻击区块链网络用户，攻击者需要单独攻击他们。瞄准区块链本身会遇到系统中诚实节点的阻力。如果单个节点没有修补，它就只会影响该节点，而不会影响整个系统。

分布式账本拥有改变医疗行业的潜力，理论上不仅可以被应用于虚拟货币，还可以被应用于其他对快速安全的数据记录有需求的领域，如土地租赁或信贷登记等。除此之外，分布式账本还可以在以法定货币计价的交易中发挥作用，所以它的应用价值并不局限于虚拟货币。

分布式账本的实现形式多种多样，不同的形式各有优缺点。已给定的应用需要根据用户的需求对其他精确设计的实现形式进行选择。选择时先要考虑一些关键因素，如速度、效率和安全等，再对给定的系统进行设计，还要对必要的权限进行定义。虽然医疗领域项目大多都基于已有的平台，但是这种新技术的引入是大势所趋。

作为由多个参与节点共同维护的、统一共识机制的、时间有序的数据库，分布式账本被描述为以分布式的形式跨越多个地点维护的分布式账本，不需要第三方（如银行或票据交换所）来维护其所持有的数据的真实性。分布式账本是由许多独立的节点（计算机）组成的数据库。节点负责验证、保存和更新信息，使得网络攻击极为困难。在集中式账本中，只有一个实体持有账本的副本。然而，在分布式账本中，网络的所有节点都有同一个账本的副本。没有所有参与节点的同意，任何单个实体都不能对账本进行更改，因为任何新的更改将在几秒内添加到所有节点中。分布式账本使用加密技术并存储所有信息，只能使用解密技术来获取明文信息。因此，分布式账本既能实现对资金流记录的长期跟踪，又能保证所存储信息的绝对安全。

2.5 加密和授权

区块链由区块和链组成，每个区块都存储了一次交易的信息，各区块链接在一起。非对称加密技术是实现信息的保密性而生成下一个区块的技术，这样的机制保证了数据的安全性和隐私性。

1. 加密算法

根据双方的加密密钥是否一致，加密技术可以分为对称加密技术和非对称加密技术。如果加密密钥一致，就被称为对称加密，否则被称为非对称加密。这两种加密模式在不同的场景中被使用，也可以组合起来使用，形成有机的组合。

对称加密算法在加密和解密过程中使用的是同一个密钥，这样执行速度比较快，占用的空间比较小。然而，加密阶段和解密阶段使用同一个密钥，一旦密钥泄露，其安全性无法得到保障。由此来看，对称加密模式需要考虑的首要问题就是如何分发密钥。虽然这种加密模式因其解密速度比较快而被大量用于数据解密，但是并不适用于需要签名的情况。

非对称加密包含两类密钥，即公钥和私钥。公钥是公开的，任何人都能获得其信息，且公钥与私钥成对出现。私钥需要秘密存储，由参与用户一个人来保管，除了用户本人，其他人无法从公钥推算出私钥。如果用公钥对数据进行加密，只有相应的私钥才能解密，如果用私钥对数据进行加密，那么只有相应的公钥才能解密。在区块链应用中，一般进行非对称加密算法，即按照算法要求生成系统密钥，如 SHA-256 算法等。在系统中输入数字，经过计算后生成一系列的字符串，这些字符串即生成的私钥。然后采用另一种算法生成公钥，这个过程是不可逆的，即无法从公钥反推出私钥。从安全传输角度来看，这种实现方式是安全的，有利于确保数据的安全性。

非对称加密确保了生成的密钥的唯一性，且保密性较高，不足之处是加密和解密过程的实现速度比较慢。目前，非对称加密算法有许多类型，如 RSA、ElGamal、椭圆曲线加密算法等。由于 RSA 算法安全性相对较低，因此主流的算法采用椭圆曲线加密算法来完成非对称加密。

2. 数字签名

数字签名实现了非对称加密，利用公钥－私钥对对用户的数据进行加密和解密，从而保证了数据的保密性和安全性。每个用户都有一对公钥和私钥，这两个密钥都可以在区块链网络中用于身份验证。交易由私钥签名，并在整个网络中广播，网络用户通过公钥验证交易。签名阶段和验证阶段是区块链涉及的两个阶段。

数字签名也意味着用户可以处理自己的信息并生成一串数字。这串数字不能被他人伪造，而是对发送者发送消息真实性的有效证明。数字签名技术可以保证信息传输的完整性和信息发送者身份认证的有效性，有助于防止交易中发生抵赖。

非对称加密技术在数字签名中的应用过程，即用户 A 使用自己的唯一私钥对消息进行加密，将此密文传递给 B。B 收到此密文，并用 A 的公钥进行解密，以此确认消息确实是 A 发送的。

区块链的应用主要包含交易签名和交易验证两个步骤。交易签名是指消息的发送者收到上一次消息的密文，发送者使用其唯一的私钥对此密文进行签名。交易验证是指消息的接收者使用发送者的公钥解密其签名，获得消息 X，再将上一次交易的信息进行拼接，然后使用哈希算法来计算消息 Y。只要消息 X 与消息 Y 一致，则确认此消息的来源。

由于基本数字签名不提供签名者匿名性或不可链接性，因此需要匿名数字签名。匿名数字签名保留了公共可验证性，匿名数字签名的两种流行方法是群签名和环签名。

(1) 群签名：由 Chaum 和 Van Heyst 在 1991 年提出

群签名中存在一个组管理员，负责处理组成员的注册，并为每个组成员提供组证书（或组签名密钥）。组内的每个成员都可以代表整个小组匿名签名。同时，组管理员可以识别有效组签名的真实签名者。

(2) 环签名：由 Rivest、Shamir 和 Tauman 于 2001 年推出

环签名中没有管理员，每个用户自由地选择其他环成员。与群签名类似，环签名允许环成员代表其他环用户匿名签名，而且没有人能够撤销环签名的匿名性。

随着区块链技术的发展，区块链与产业深度结合并在很多领域得到了广泛的应用，也延伸了交易签名验证的应用范围。当需要实现有限匿名时，可以对区块链的数据进行加密传输；当要求验证者不必看到真实的消息时，可以使用环签名技术进行匿名处理。

2.6 Merkle 树

在区块链中，数据的完整性和有效性由 Merkle 树决定，其对于节省内存或磁盘空间起着至关重要的作用。下面的示例显示简单的 Merkle 二叉树和 top 哈希值，即整个树的哈希

值，称为根哈希值。其中，每个叶子节点计算的哈希值，并存储在对应的叶子节点中。

1．新节点同步

为了保持数据一致，区块链中连接新节点时需要同步区块信息，保持在新节点中账本的更新。具体地说，各节点与网络中的对等方交换消息，更新本地副本。在节点进行区块同步时，首先需要找到与指定节点的对应的区块，确定需要同步的区块，然后获取同步区块的区块头，进行区块体数据的同步。

2．P2P 网络结构

在 P2P 网络中，节点之间可以相互通信，但是没有一个节点是可信的，通过向网络的所有对等方广播信息，保持了网络的完整性。

Merkle 树是指基于哈希值的一个自下而上的二叉树或多叉树，该树的叶子节点存储各区块数据交易信息加密后的哈希值，非叶子节点存储其叶子节点共同计算得出的哈希值，最终到达顶部节点（即根哈希或 Merkle 树根）。

这种数据结构优化了区块链中数据的存储和验证。数据存储得到了优化，因为只需要保存哈希值，而根哈希值是整个数据集的指纹；数据验证也得到了优化，只需要遍历树的一小部分，便检查到了发生更改的位置。

Merkle 树多用于完整性验证处理，在分布式环境减少数据传输量与计算复杂度，收到数据后只用验证双方 Merkle 树根节点是否一致即可。如果数据被篡改，通过该树就可以迅速定位到错误数据位置，如图 2-1 所示。

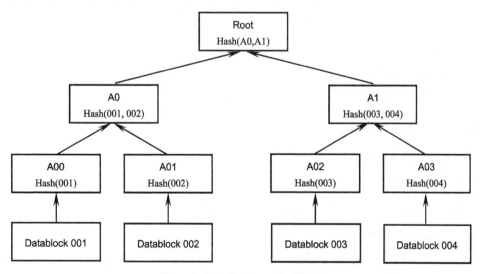

图 2-1　区块链的 Merkle 树结构

2.7　P2P 网络

P2P 网络（Peer-to-Peer Networking，对等网络）是在应用程序中广泛使用的分布式体系结构，可促进诸如内容分发等在线需求的传递。P2P 网络中的每个节点都具有相同的功能和职责，共同提供网络服务。P2P 网络能够使区块系统快速、随机化地组织网络，支持网络节点的加入或退出，具有较高的容错性。分布式体系结构是基于区块链技术的推动者，支持分布式环境。P2P 网络的每个节点都可以在网络内发送和接收交易。网络的每个对等方都充当发布者和订阅者（如图 2-2 所示）。

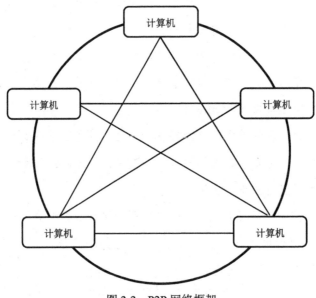

图 2-2　P2P 网络框架

2.8　智能合约

智能合约（Smart Contract）可以追溯到 1994 年，尼克·萨博将其定义为"执行合约条款的计算机化交易协议"。智能合约是一种计算机程序或交易协议，旨在根据合同或协议的条款自动执行、控制或记录与法律相关的事件和行为，使有效的交易能够在没有第三方的情况下进行。智能合约设计的一般目标是满足常见的合约条件（如付款条件、留置权、保密性等），尽量减少对可信中介的需求，从而尽可能减少恶意和意外的情况发生。相对于传统的合约交易，智能合约不仅提高了交易质量，还降低了合约执行成本。

1．自动达成信任契约

智能合约是在计算机程序中编码的共识，并在满足某些条件时自动执行。在生活中，如银行信用卡、医疗保障卡等都包含着智能合约，那些违背信用、违反使用规则的交易将付出高额的违约代价。

在电子医疗系统中，智能合约的应用也十分普遍，如网上药品、线上零售商可能运行着一个合约系统，检查从药品生产公司到药品销售的过程是否合规，同时保证销售是否顺利进行。

在传统合约中，由于参与方无法相互信任，因此他们各自执行一套计算系统或记账方式，以此评估自己在合约中的比重。但这种方式环节复杂，极易造成计算资源浪费。

区别于传统合约，智能合约是代码和数据（有时被称为功能和状态）的集合，使用区块链网络上的签名交易（如以太坊的智能合约、超账本结构的链码）进行部署，并由区块链网络内的节点执行；智能合约拥有自动生成契约信任的优点，执行智能合约的所有节点必须从执行中得到相同的结果，执行结果记录在区块链的数据库中，从而具有高透明度和公开性。

2．智能合约的工作原理

智能合约普遍被认为是存储在区块链上且在区块链上可执行的程序，承载着一些与用户相关的重要数据。基于区块链技术，智能合约主要有三种：智能合约代码、智能法律合约、智能替代合约。

（1）智能合约代码

智能支持用户编写的逻辑代码，依赖于区块链系统在参与者之间对执行结果的一致性认可，区块链的任意节点会在满足某些条件时执行智能合约的代码。基于区块链的智能合约具有去中心化、多方验证、公开透明等特点，使得交易双方互相协作，有利于降低交易成本、缩短交易时间。

（2）智能法律合约

智能法律合约是一个特定的应用程序，主要指那些基于区块链的智能合约技术。

（3）智能替代合约

智能替代合约是指将具有信息价值的合约以智能合约代码的形式呈现出来。

智能合约过程一般由交易处理机制、数据保存机制和状态机制三部分组成。交易处理机制主要是指一些需要发送的数据；数据存储机制在区块链上完成对索引数据的存储和处理，状态机制负责智能合约的接收和处理。

智能合约是按照参与方的意愿执行的一套数字化的承诺。智能合约系统通过判断事件中包含的触发条件是否满足执行条件来执行合约。只要触发条件满足智能合约的系统设置，智能合约就可以自动执行。智能化是智能合约系统的核心，虽然事件和交易都经过了智能合约的处理，但其内容仍然是一组事件和交易的输出，即智能合约系统不干预智能合约本身，包括不修改或生成新的数据内容，只是一个保存和处理事件和交易的系统。

智能合约的执行过程分为以下三个步骤：

① 参与方的用户相互协商制定一份智能合约，智能合约以简单代码写成并在区块链上运行，合约的代码和条件被存放在公共账本中。

② 智能合约中包含参与方的双方的权利与义务，并转化为数字化形式，让智能合约执行，将生成的数据信息记录到区块链网络中。当智能合约中一个事件触发时，代码将执行。

③ 智能合约以对等计算机网络的形式进行广播，并将数据存储进区块链，区块链的每个区块都会收到一份智能合约。当验证节点接收到智能合约后，会先将智能合约保存在内存中，等到下一轮共识时再对智能合约进行共识处理。参与者在区块链上观察智能合约行为，并确保参与者的安全与隐私保护。

理解智能合约的方法可与自动售货机进行比较。传统的情况，一个人会去找公证人或律师，为他们的文件付钱，然后等待取回文件。但是，在智能合约的帮助下，只需要向自动售货机（像律师一样）投一枚硬币，然后将文件（驾照、智能卡等）放入账户。智能合约不仅定义了协议的规则和条例，还自动实现和控制了协议代码并对其进行处理。

在医疗系统中，区块链为医疗记录提供安全性和保密性。就诊的手术报告和收据可以使用密钥加密并存储在区块链的公共账本上。这些公共账本只能被特定的个人访问。这些账本可用于医疗系统中的管理，如检测结果、手术报告、监管检查、药品监督和医疗供应链管理。

当下一轮共识开始时，在最近一段时间内保存的智能合约首先将由验证节点打包到智能合约集合中，并对其进行哈希处理以计算智能合约集合的哈希值。接着，这些哈希值形成一个块结构并在区块链网络中传播。当其他验证节点接收到此块结构时，验证节点将取出其中包含的哈希值，并将其与存储在自己内存中的智能合约集合的哈希值进行比较。

然后，验证节点会把通过自己认可的智能合约集合发送给其他验证节点。

不断重复这样的发送和比对，可以使区块链网络中的所有验证节点都能在规定的时间里和新的智能合约集合保持一致。

智能合约可以为医疗保健领域带来更多的效益，如医疗保险、医疗记录，如图 2-3 显示智能合约在电子病历中的应用。

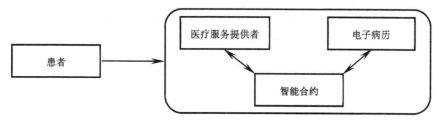

图 2-3　智能合约在电子病历中的应用

（1）医疗记录

智能合约允许医疗记录和信息存储在账本上。这意味着，患者在不同的医院进行就诊不需要填写大量的表格。患者首选的医生也可以在区块链网络上查看记录。医疗记录保存在智能合约中并存储在区块链上，那么授权的各地的医院和研究机构都可以获得这些信息，并能充分共享。患者在不同医院进行治疗时，如果他们出示自己的私钥，医院就可以立即访问电子病历，实施诊断过程。

（2）医疗保险

智能合约可以应用在健康保险中，提高当前系统中的工作效率。如果患者在智能合约的作用下购买了保险，其保单的所有细节将自动保存患者的信息。然后这些数据被存储在区块链上，确保保单数据的安全性。如果保险公司履行理赔措施，那么智能合约将自动触发，保险公司的理赔费用会直接对接到医院。这种自动化加速了各方之间的交易，并确保过程不会延迟。

总而言之，与区块链技术相结合的智能合约代表了医疗保健和医学的未来。如果采用加密技术和数字签名技术对传输的数据进行处理，就可以让用户、患者和医生相信他们的信息是安全的，不会受到攻击。

3．自动执行过程

智能合约能够自动地对状态机进行定期检查，检查的内容是每个智能合约中包含的状态机、交易和合约执行的触发条件。满足条件的交易会被推送到没有验证的队列中，等待下一次共识，而那些没有满足条件的交易则被继续存储在区块链上。

当交易进入新一轮的验证时，交易就会被扩散到区块链网络的每个验证节点上。验证节点首先会对签名进行验证，从而保证交易的有效性。交易通过验证后，就会进入等待共识的集合中，直到多数验证节点都达成了共识，该智能合约将被成功执行，同时这个结果会被发送给用户。

当交易被成功地执行后，智能合约系统中的状态机就能判断智能合约的状态。当智能合约中的所有交易都被顺利地执行后，状态机就会将合约标记为"完成"，并且在最新的区块当中将该智能合约移除。其他被标记为"进行中"的智能合约则继续被存储在最新的区块中，在队列中等待下一轮的处理。在智能合约系统中，所有交易和状态的处理都是由智能合约自动完成的，并且整个过程是高度透明和不可篡改的。

2.9　共识机制

区块链技术利用共识机制维持一组互不信任的用户共同完成业务工作。用户加入区块链网络时，他们同意系统的初始状态。这个记录在唯一的预置创世块中。每个区块链网络都有一个已发布的创世块，并且必须根据已达成共识的共识模型，将每个区块添加到区块链中。

共识机制是区块链中用于在分布式节点之间就网络的单一状态达成协议的容错机制。区块链确保所有诚实的参与者对交易数据达成一致性的关键技术，确保所有节点彼此同步。换句话说，区块链系统必须具备一致性，即使一些节点没有收到其他节点的验证信息，系统也要维持一致性。当每个人都可以参与区块链并向网络提交数据时，在共识机制的帮助下，交易被所有节点不断地检查和验证。如果没有这种机制，那么区块链将面临拒绝服务攻击（DoS）、分布式拒绝服务攻击（DDoS）、Sybil 攻击等各种攻击的风险。

2.9.1　共识机制分析

1993 年，美国哈佛大学教授 Cynthia Dwork 首次提出了工作量证明思想，以此解决垃圾邮件问题。该机制要求邮件发送者必须解决某个数学难题，以证明他或她做了一定量的计算工作，但这增加了垃圾邮件发送者的成本。

2002 年，英国密码学家 Adam Back（亚当·伯克）发表了用于哈希现金（Hashcash）的工作量证明机制。哈希现金也致力于解决垃圾邮件问题，其数学难题是寻找包含邮件接收者地址和当前日期在内的特定数据的 SHA-1 哈希值，使其至少包含 20 个前导 0。1999 年，Markus Jakobsson 正式提出了"工作量证明"（Proof of Work，PoW）概念。这些工作为后来中本聪设计比特币的共识机制奠定了基础。

1999 年，Barbara Liskov 等提出了实用拜占庭容错算法（Practical Byzantine Fault Tolerance，PBFT），解决了原始拜占庭容错算法效率不高的问题，将算法复杂度由指数级降低到多项式级，使得拜占庭容错算法在实际系统应用中变得可行。PBFT 实际上是 Paxos 算法的变种，通过改进使其可以处理拜占庭错误，因而也被称为 Byzantine Paxos 算法，可以在保活性和安全性的前提下提供 $1/n$（$n \geqslant 3$）的容错性，其中 n 为节点总数。

2008 年 10 月，中本聪发表的比特币创世论文催生了基于区块链的共识算法研究。传统分布式一致性算法大多应用于相对可信的联盟链和私有链，而面向比特币、以太坊等公有链场景下诞生了 PoW、PoS 等一系列新的拜占庭容错类共识算法。

比特币采用 PoW 算法来保证比特币网络分布式记账的一致性，这也是最早和迄今为止最安全、可靠的公有链共识算法。PoW 的核心思想是通过分布式节点的算力竞争来保证数据的一致性和共识的安全性。比特币系统的各节点（即矿工）基于各自的计算机算力相互竞争来共同解决一个求解复杂但是验证容易的 SHA-256 数学难题（即挖矿），最快解决该难题的节点将获得下一个区块的记账权和系统自动生成的比特币奖励。PoW 共识在比特币中的应用具有重要意义，其近乎完美地整合了比特币系统的货币发行、流通和市场交换等功能，并保障了系统的安全性和去中心性。然而，PoW 共识同时存在显著的缺陷，其强大算力造成的资源浪费（主要是电力消耗）历来为人们所诟病，而且长达 10 分钟的交易确认时间使其相对不适合小额交易的商业应用。

2.9.2　主流共识算法

1. 工作量证明共识

PoW 是最流行的加密货币如莱特币和比特币使用的最常见的共识机制，被称为挖矿，参与该过程的节点被称为矿工。在这种情况下，矿工使用高计算能力和高处理时间来解决复杂和困难的数学问题。第一个解决难题并创建区块的矿工将有机会获得加密货币奖励。

PoW 是指在工作过程时已经完成了一定数量的工作的证明，其主要特点是计算不对称。节点接收到块后，随机生成不同的数字作为输入，对随机数和块内容共同进行 SHA-256 计算，寻找满足前缀为 n 个 0 的哈希值。n 的大小与计算难度和计算时间成正比。在其他节点收到计算出的区块后，重新验证哈希验证的正确性，证明该节点的计算工作是有效的。然后，将新区块链接到区块链上。最后，区块链通常会以数字货币的形式奖励节点，以确定最终结果。

PoW 是一种协议，其主要目的是防止网络攻击，如拒绝服务攻击。在比特币网络中，节点相互竞争以验证交易，或者可以随机选择矿工。在 PoW 中，节点解决密码难题，最先解决密码难题的人将有机会向区块链添加区块。采矿需要 PoW，这是一个需要较大算力的工作，也是一个数学难题，其目的是创建交易区块。在比特币网络中，每个区块都有一个随机数。随机数是采矿过程中使用的块中的变量。所有节点相互竞争，以找到要开采的块的哈希值。网络设置哈希值的阈值。无论哪个节点得到接近阈值的最小哈希值，都将获得添加块的权限。要获得所需的哈希值，需要更改区块中的随机数。当两个节点同时利用区块时，可能会发生侧链。在这种情况下，网络选择块数最多的侧链。使用 PoW 采矿可以验证交易，避免重复消费，并在这个过程中生成新货币奖励矿工。

PoW 拥有完全分布式的、节点自由的接入网络及良好的扩展性。但在采矿过程中，以消耗大量的算力并以牺牲部分算力为代价达成最终一致性。为了避免区块链分叉，需要等待多个区块的交易确认。这种以牺牲性能为代价的方式保证了块数据的有效性，大大提高了区块链系统的健壮性。由于破坏系统需要 51% 的攻击，其代价是非常高的。PoW 以一种灵活的方式提高了区块链系统的安全性，各节点首先证明参与资格，然后进行交易并广播。这种以消耗计算能力为代价的方式降低了网络间的通信压力。

2. 权益证明共识

为了解决 PoW 机制的计算资源消耗过大且节点算力资源极为不平均、计算速度缓慢等问题，PPCoin 最早提出了权益证明（Proof of Stack，PoS）共识机制，引入了"币龄"的思想。币龄被定义为 PoS 由系统中具有最高权益而非最高算力的节点获得记账权，其中权益体现为节点对特定数量货币的所有权。PoS 可以避免时间过长和过大的权益区块影响区块链正常运作的问题，拥有有效币龄的节点共同维护区块链的安全性，有效提升网络自主维护性。

与 PoW 相比，PoS 能耗低、处理时间短、成本低、计算量低，使用随机方法来选择谁来创建链中的下一个新区块。PoS 中包含验证者，而非矿工。PoS 模型基于这样的思想，即使用者在系统中投入的资金越多，他们希望系统成功的可能性就越大，而破坏该系统的可能性就越小。权益通常是区块链网络用户已投资到系统中的一种加密货币（通过各种方式，如通过特殊交易类型将其锁定，将其发送到特定地址或将其保存在特殊钱包软件中）。一旦被锁定，通常将不能使用加密货币。PoS 区块链网络利用用户拥有的权益作为发布新区块的决定因素。因此，区块链网络用户发布新区块的可能性与其所占权益与所投入的加密货币的整体区块链网络数量之比有关。

PoS 是 PoW 的更安全替代方案。不同于 PoW，PoS 的其他验证和验证区块的验证者将收取交易费用，因为他们没有获得任何奖励，且使用以太坊平台。PoS 能效高，并减少了 51%攻击的机会。为了入侵网络，攻击者需要拥有网络中总币值的 51%，这对于攻击者而言代价更高。

3. 授权股份证明共识（DPoS）

PoS 解决了仅依靠算力导致的矿工与区块链系统完全脱离的问题，但是容易导致拥有更多记账权的"富裕"账户。针对该问题，授权股份证明共识（Delegated Proof of Stake，DPoS）给出了一种新的解决方案，即引入见证人角色，通过投票和选举记账人可以提高共识效率，并可以快速消除不健康的节点。

DPoS 的基本思想类似"董事会决策"，即系统中的每个节点都可以将其投票权授予代表，获得票数最多的前 n 个节点且愿意成为代表的人将进入"董事会"。根据确定的时间表，将交易打包并进行结算，并签署（即生产）新区块。如果 PoW 和 PoS 共识分别是"算力为王"和"权益为王"的记账方式，那么 DPoS 可以视为"民主集中制"的记账方式，不仅可以解决 PoW 能源浪费的问题，也可以弥补 PoS 中拥有记账权的人但又不想参加记账的缺点。DPoS 由 PoS 衍生，并不像 PoS 那样要求参与者都进行一笔交易，而是委托少数参与者验证。

当然，PoW 也存在不足：记账权是平衡权益的过程，也会导致权限分配不足，产生两极分化。

DPoS 通过减少参与验证和记账的节点数量，大大提高了共识效率，同时，通过超级节点的选举机制解决了"浪费问题"，即一些节点不愿意、不参与记账，导致一些网络算力的浪费；在很多应用场景中，不需要代币。但是，DPoS 仍然没有很好地解决对代币的依赖问题。

4. 实用拜占庭容错共识

PoW 并不能保证交易数据达成实时的共识，无法满足交易即时性的需求。基于拜占庭的共识机制优化了交易延迟、实现了即时共识、强化了区块链的稳定性。

拜占庭容错（Byzantine Fault Tolerance，BFT）技术则是解决拜占庭假设的一种分布式计算领域的容错技术。拜占庭假设是指，由于硬件错误、网络拥塞和恶意攻击原因造成网络节点出现无法预料行为。例如，拜占庭将军问题（Byzantine Generals Problem）是一个著名的分布式对等网络通信容错问题，要求对网络中存在的作恶节点的情况进行建模。由于作恶节点的存在，拜占庭将军问题被认为是容错性问题中最难的问题之一。

Miguel Castro 和 Barbara Liskov 于 1999 年提出实用拜占庭容错（PBFT）算法，PBFT 是在节点之间存在部分信任时使用的一种共识算法。这是一种承受拜占庭容错的算法。拜占庭容错是一个网络的组成部分，尽管系统的一部分节点忽略了对错误数据的反应或做出反应。PBFT 的目标是通过使用正确的和有缺陷的节点的综合决策来防止系统产生故障，以减少故障节点的影响。

PBFT 算法基于状态机副本复制，每个状态机的副本保存并实现服务状态，在相同的状态和输入参数下，执行结果也相同。同时，所有副本节点必须以相同的状态开始执行，共同维护一个状态。

PBFT 共识过程可以定义三个阶段：预准备阶段、准备阶段和确认阶段，这些阶段可能因为失败而重复进行。每个节点都需要来自所有节点的 2/3 的选票才能进入每个阶段。

PBFT 是基于消息传递的共识算法。共识同步是通过两方之间的交互来实现的。随着节点的增加，性能将迅速下降，甚至会阻塞整个网络。同时，PBFT 算法不能很好地存储其交易信息，并且某些无效副本存在信息泄露的危险。但是，PBFT 算法的分叉概率较低，且在私有链和联盟链的节点很少的情况下表现良好。

总之，在区块链网络中，共识算法适用于不同的场景，各有特色。表 2-2 给出了几种共识算法的比较。共识算法的选择与应用场景高度相关。根据不同的设计目标，如去中心化、网络成本、可拓展性、共识延时、容错等，灵活选择共识机制才能发挥最好的效果。

表 2-2 共识算法的比较

共识机制	优 势	不 足
PoW	完全去中心化；节点自由进出，实现简单；安全可靠；网络资源消耗小	消耗计算资源过多；产生分叉概率较高；达成共识时间较长
PoS	计算资源消耗少；达成共识时间较短；攻击者在攻击网络时，也会消耗币龄，将使得攻击者的攻击变得更加困难，安全性更高	实现较为复杂；中间步骤较多，容易产生安全漏洞；本质上需要挖矿运算；拥有资源多的节点有可能支配记账权
DPoS	网络资源消耗小；减少了记账节点规模，达成快速共识验证；吞吐量较高	实现较为复杂；中间步骤较多，容易产生安全漏洞；属于弱中心化，不适合公有链
PBFT	共识效率高；可实现高频效率	当系统只剩下33%的节点运行时，系统停止运行；适用节点固定且数量较少的环境；可扩展性差

2.10　星际文件系统

星际文件系统（InterPlanetary File System，IPFS）是一个分布式文件共享系统，旨在创建一个内容寻址的超媒体和点对点模型。IPFS 允许用户在没有任何中央权限的情况下共享和接收内容。与集中式系统相比，IPFS 遵循分布式存储结构。IPFS 采用 Merkle 树的概念设计，用于维护文件的不同版本。具体地说，IPFS 是一个提供高吞吐量、内容寻址块模型和点对点的存储系统。IPFS 的数据存储过程如图 2-4 所示。

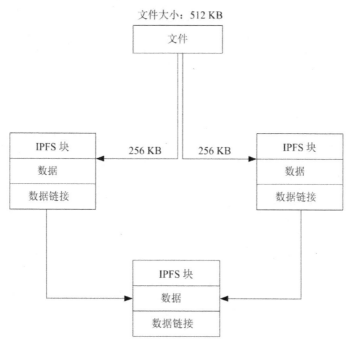

图 2-4　IPFS 的数据存储过程

在医疗系统中，IPFS 提供了一个分布式的点对点存储结构，可以在需要时存储和访问大量加密的医疗数据。当从版本控制历史记录中删除冗余文件时，IPFS 存储来自分布式哈希列表（Distributed Hash Table，DHT）中带有内容寻址的哈希文件。IPFS 并不保留完整的区块链医疗数据，而是上传要传输的医疗数据的哈希值，可以降低挖矿的延迟和费用。IPFS 的这种稳定特性使其成为存储重要和机密的临床数据的理想选择。同时，区块链中存储的是加密哈希值，以最大限度地减少区块链计算操作。

IPFS 更适用于通过传统网络保存或访问文件。标准 Web 使用基于位置的数据处理寻址，而 IPFS 使用基于内容的寻址。常规文件存储或恢复的主要问题是：如果从服务器位置删除文件，用户将无法使用它。但是，IPFS 通过使用数据的内容地址来访问它，可以克服这个问题。当用户将文件保存在 IPFS 网络中时，IPFS 会将文件分割为几个 blob（文件或者二进制数据），而空的 blob 连接所有独立区块。

2.11 区块链技术的动机

所有技术创新几乎是随着问题的解决而产生的。该问题可能是在运行进程中出现的新问题，也可能是受现有技术的限制而未解决或部分解决的现有问题。区块链技术是一种先进的数字技术，基本上是一个被称为区块的记录列表，并由密码系统链接和保护。当网络系统中的两个或多个节点间相互通信时，可能出现重放攻击、拒绝服务攻击、数据修改、数据误传、窃听等安全问题。因此，区块链技术为网络提供了安全性、完整性和机密性，是一种最好的安全通信解决方案。

区块链是解决金融交易中存在的不确定性的一种创新。虽然不确定性无法消除，但肯定可以降低。第三方机构长期以来一直扮演着当事方之间的裁决者/立法者的角色，它们制定一项降低不确定性的协议，或者充当弥补交易期间信任不足的桥梁。电子商务交易就是一个很好的例子。买方期望公平的货物/服务，以确保其货币的价值。一旦卖方按照协议交付了承诺的货物/服务，他将收到约定的付款。

显然，期望签订协议的各方之间缺乏信任或信任不足，因此出现了对第三方的需求，第三方可能是像 e-Bay/Amazon 这样为双方提供信任平台的组织。在这种情况下，该调解方向第一方和第二方或买卖双方保证合法贸易。如前所述，不确定性或信任不足并没有完全消除，因为调解方必须得到"信任"。

然而，信任一个机构需要大量的知识。区块链旨在以安全和分布式的方式实现应用程序来克服这种不确定性，从而提供更好的确定性保证。基于此，区块链技术在无信任社会中得到了越来越多的接受和应用。

区块链技术成功的关键在于其他协议的实现，如分散化和分布式数据分类。区块链在这些协议的帮助下，变得更加健壮且具有灵活性。密集 P2P 网络计算的分散性，使得区块链在无信任环境下的实现成为可能。维护安全且公开分发的账本可为整个交易（区块链中发生的变异）提供完全透明性。P2P 协议确保每个节点都拥有有关区块链最新状态的信息。

我们也可以发现，权力下放是促进区块链技术发展和成功的一个重要激励因素。通过将计算任务分配到所有节点，权力实现了分散。现在，分权解决了与典型的集中系统相关的两个或一些最关键的问题。单点故障就是这样的一个问题。在银行或医疗系统等大型集中式网络中，具有少量备份服务器的集中式服务器随时面临故障风险。即使在构想非常周密且结构合理的网络中，也无法保证中央服务器的可用性程度。在这种情况下，数据量激增会使中央服务器和备用服务器超负荷。这种情况会导致服务器计算速度减慢或完全崩溃，从而导致服务器崩溃并随后关闭。因此，集中式系统无法完全避免宕机问题。

在分布式网络中，所有交易都存储在每个节点中，因此每个节点都充当备份服务器。区块链的不可篡改性是实现完整性的关键因素，区块链"可信任"也确保了分布式账本的完整性。

2.12　区块链技术存在的问题

区块链技术在各领域中有巨大的应用价值，但是区块链技术还处于发展阶段，其技术的应用受到各方面因素的制约。存储、修改、可扩展性、隐私保护和监管是区块链技术在医疗大数据中面临的四大挑战。

1. 数据存储问题

传感器和可穿戴设备等实时采集和上传医疗信息，积累了大量医疗数据，而区块链架构支持非常有限的链上数据存储。区块链的分布式存储和哈希架构对于数据存储来说成本太高。同样，如果数据规模更大，区块链数据的访问、管理和操作的负担也会越来越重。因此，区块链应用的设计必须考虑到这一因素。

2. 数据修改问题

一方面，数据不可篡改性的区块链特性确保了系统的安全。另一方面，它没有提供数据修改和删除的选择，并且数据修改和更改是不可避免的。我们要么需要通过所有节点的共识来创建一个新块，要么生成一个新链。这两种方法的代价较高且不可行。因此，区块链应用的开发必须以最低的数据修改需求进行。

3. 可扩展性问题

区块链的分布式体系结构使得可扩展性问题并不突出。然而，私人诊所、医疗中心、乡镇医院、企业研究机构、保险公司、个人患者和物联网初创企业等拥有数百万用户，他们拥有不同的基础设施。这使得这些对象不太可能都能维持相同的区块链去中心化架构。区块链技术需要更高的计算能力，以适应医疗网络的发展需求。为了使区块链更受欢迎，医疗大数据的可扩展性问题必须得到重视。

4．隐私保护和监管问题

区块链是一个分布式的账本，具有可追溯的、公开透明的和不可篡改的体系结构，在一定程度上可以确保数据的安全性。但区块链技术应用到电子医疗还有许多问题待解决，最主要的问题之一是医疗数据的隐私问题，如何解决公开、透明和医疗数据隐私保护之间的矛盾，一直都是区块链技术主要关注的方向。医疗数据与患者及其敏感信息有关，但在每个节点中保留这些数据的副本可能有风险。当前，区块链技术最关键的问题是永远存储电子健康记录。

区块链技术诞生于一群称为"网络朋克"的无政府主义者之中。区块链最早、最成功的应用是比特币，而比特币的诞生从某种意义上而言是带有"原罪"的。不可否认，比特币被广泛应用在"暗网"中，被作为洗钱和非法交易的途径，也被作为资助恐怖分子和反叛者的工具。基于区块链的首次代币发行（Initial Coin Offering，ICO）被人恶意利用，成为金融欺诈的一个手段。从这个视角而言，在保持区块链的"自治"优势的前提下，融入现实世界的监管体系中是区块链取得广泛应用的必经之路。

本章小结

本章主要介绍了区块链技术的基础知识和核心概念，讨论了区块链医疗的发展和挑战，有助于理解区块链这一新型模式的产生背景。本章对分布式区块链系统的各种安全、隐私、信任和优化问题进行了概述。此外，本章描述了研究者为解决各种问题而给出的有效解决方案。区块链是一项有趣的现代技术，在不久的将来进一步发展。由于它的日益普及和适应性，区块链的应用将会增加。因此，本章讨论的问题会给区块链相关研究人员带来真正的挑战。

第3章 区块链与医疗保健

随着人们对区块链的结构原理和不可篡改等特性的了解，人们发现区块链技术不是局限于创建加密货币的功能，还可以支持个人识别、同行评审、选举以及其他类型的民主决策和审计追踪的交易。区块链在现实世界中的实现已经超越了加密货币，这些解决方案为医疗保健行业、银行、零售商和消费者等带来了巨大的收益。

医疗保健行业是世界上最大的行业之一，在发达国家医疗保健消费超过国民生产总值（GDP）的10%。医疗保健系统作为一个复杂的系统，相互关联的实体处于严格的监管边界之下，患者数据高度分散，由于系统的不完善和对多个中介机构的依赖，医疗保健服务的成本不断上升。此外，在多方之间实现共享数据的透明度，即使理论上有利于患者，但从患者的角度仍然缺乏完全的透明度和可控性，患者不免担心他们的数据可能被不法使用。区块链是一种革命性的技术，可以通过提供分布式的信任来帮助解决医疗保健的挑战，以支持的去中心化承诺并最大限度地减少困扰医疗行业的相关问题。

3.1 医疗保健行业

医疗保健行业是指提供医疗器械、休闲健身、健康管理、健康咨询等医疗保健服务和医疗产品的部门。联合国国际标准行业分类将其归类为在医生、护士、理疗师、病理学家和其他相关健康专家监督下，通过对人体生理结构、疾病、损伤的诊断、预防、治疗和缓解其他身心疾病来改善健康。世界各国和地区向公众提供的医疗保健服务可能有所不同，构建区域性医疗保健联合体可以满足人们日益增长的健康需求的愿望。

医疗保健的提供主要由专业人员组成团队，包括来自医学、物理治疗、心理学团队和公共卫生从业人员，共同致力于提供预防和康复卫生服务的社区工作者。医疗保健服务类型可以分为三种。

（1）初级医疗保健

初级医疗保健属于社区医疗服务的一部分，通常是人们就医的第一途径。初级医疗保健由医疗系统中充当患者第一接触点和咨询点的专业人员组成，包括所有年龄段、所有社会经济背景和所有类型的慢性疾病患者。

（2）二级医疗保健

二级医疗保健包括严重疾病但短期内的重症监护，可以被认为是医院急诊科的代名词。根据医疗保健政策和组织规则，有时可能需要患者在咨询二级保健之前咨询主治医生并进行转诊。中国的二级医疗保健是指符合中国医院等级标准的一类医院的统称，承担地区（地、市、县）内的常见病、多发病和疑难病症诊治任务，抢救急危重症，接受初级医疗卫生机构的转诊。

（3）三级医疗保健

三级医疗保健是一个专业部门，主要根据初级或二级保健的转诊情况进行咨询，需要更多的护理和更多的时间来治愈疾病，而且主要是在患者被评估患有慢性疾病时才转诊。

今天的医疗保健面临着许多挑战，如提高医疗质量、降低成本、提升医疗服务效率等。许多新技术用来应对医疗行业的这些问题，然而其自身的不完善或使用的不恰当又会引发新问题，如医疗服务效率低下，甚至对患者的生命造成严重影响等。区块链是集信息安全和隐私保护为一体的技术，将为医疗保健行业的工作方式带来新的变革。医疗行业的主要利益相关者是患者、医生、制药公司、保险公司和政府。然而，行业利益相关者之间的相互关系是相当复杂的。

1．医疗保险行业

医疗保险是指提供一个人或一组人因医疗目的而发生的全部或部分费用的保险项目。根据美国医疗保险协会（Health Insurance Association of America，HIAA）的说法，医疗保险是一个涵盖因疾病或伤害而向受益人付款的实体。医疗保险具有风险共担和补偿损失两大主要功能，即将集中在个体身上的由疾病风险所致的经济损失分摊给所有参加保险的成员，并将集中起来的医疗保险资金用于补偿由于疾病风险所带来的经济损失。

近年来，随着医疗费用的不断上涨和慢性疾病在世界范围内的日益流行，医疗保险的作用变得越来越重要。保险公司进行处理需要大量的文本工作，容易出现人为错误。由于数据管理不当和信息篡改，也有可能出现欺诈和破产。

区块链技术可以实现永久审计跟踪，从而显著降低保险公司的运营成本。区块链是一个分布式审计系统，各节点可以通过统一的协商机制，不相互信任地将分布式账本统一维护在一起，各节点都有完整的数据记录。因此，区块链的交易记录不能被篡改，即基于真实事务的数据将由所有参与者同时生成和上传。同时，区块链的技术环境支持永久数据回溯，任何变更都会在区块链完成后立即上传到区块链，从而没有地方隐藏潜在的欺诈行为。最终降低保险公司与客户之间建立和维护信任的成本。

2. 医药行业

医药公司在医疗保健行业中起着十分重要的作用，并承担着开发、生产和销售医药产品的功能。根据国家统计局数据，截至 2020 年 4 月，我国医药制造企业达到 7342 家，企业数量较多但形成规模、具备核心竞争力的大型制药企业较少。我国医药产业仍然存在集中程度低、企业多而散的问题。多数企业主要生产技术成熟、技术标准较低的仿制药为主，研发能力较弱，产品同质化现象严重。

药品在整个供应链中流动，在到达最终用户之前，期间涉及许多供应商。本质上，仅仅一个中央管理机构对一批药品进行检测，并了解药品的质量，往往难以奏效。供应链也无法追踪到每种药品的来源或真伪。医疗行业是一个有生命的产业，需要进一步突破传统技术的限制与医疗行业的融合。区块链框架不仅可以跟踪和跟踪药物产品，还可以追溯药物的来源。

3. 医生

医生在确保患者得到适当护理方面起着十分重要的作用，他们必须在患者和医疗保健行业的其他利益相关者之间实现均衡。医生能够针对患者的临床复杂性和不确定性可做出任何决定，并以他们的知识和丰富的临床经验来判断患者的病理情况。但这些经验仅基于患者已减轻症状的猜测而已。随着医学的发展，医生的角色在医疗保健中不断变化，医生应根据临床实践研究和经验来维护和促进人类健康。

区块链技术被引入医疗保健行业，促进了就诊信息的安全共享，使得医生工作效率更加高效。此外，随着人口的剧增，医生即使没有足够的时间看个别患者的病历也可以做出明确的诊断。在区块链的帮助下，医疗保健价值链中的各利益相关者可以跟踪数据来源和所做的任何更改，共享数据，而不损害数据的安全性和完整性。

4. 患者

患者是医疗环节中最主要的利益相关者之一，也是医疗行业的最终用户。在医疗保健中，患者可实现两类价值。第一类是每个月或更长时间去看医生的慢性疾病患者。他们患有某种慢性疾病，需要定期参加医疗诊断。第二类是"健康"患者。这些患者中有很多慢性疾病默默地存在，但这些疾病并不需要他们定期去看医生。

不可否认，这两个群体之间有很多细微差别。在远程医疗领域，如慢性疾病患者将有更多的愿望看到"他们的"医生或者一些随机医生通过远程医疗。作为一个慢性疾病患者，看医生意味着自己必须解释自己的整个健康史，这个过程通常是冗长而复杂的。刚经历感冒症状的患者更愿意去看医生，但通常可以去看任何可用的医生。

当前的政策制定者和医疗机构主要从医疗利润来考虑医疗行业的发展。如今，尽管患者比以前具有更多医疗护理知识，但仍然很少或根本没有机会为医疗决策和制定医疗决策做出自己的决定。区块链技术将从更大的角度造福于患者。医疗记录将在一个平台上提供，帮助患者从任何位置访问记录。这种框架不仅可以帮助患者进行访问，还可以保护数据的隐私和安全。患者可以决定谁可以访问他们的数据，也可以保护他们的记录不被篡改。

5. 政府

随着科技、医疗、经济等方面的进步，政府在医疗领域的作用不断扩大，对医疗行业的掌控和政治"话语权"具有重大的影响。当前，政府在医疗保健体系中的一个重要作用是向患者提供医疗保健服务。政府在推广慢性疾病预防措施方面发挥了重要作用，也有助于提高医疗效率和节约成本。政府还负责制定与医疗保健行业支出有关的预算和其他规划活动，也有监管医疗保健的作用。在医疗保健监管方面，政府通常参与得很多，如建立健康守则、规范保险业、许可证卫生保健人员和设施等。尽管如此，政府在医疗领域仍有较大的市场影响力和政策改革空间，有责任通过提供高质量的医疗服务来促进社会效益，并通过补充存在地区医疗差距和改善工作效率来提升社会医疗服务水平。

医疗保健行业自产生以来，不断在扩展其方向，并且变得越来越复杂。当前，老龄化现象和慢性疾病的流行数量已成为推动医疗行业需求不断增长的动力，医疗保健行业的需求仍将不断增长。由于行业内不同利益相关者之间的沟通复杂，系统更容易出错或者诈骗，从而给患者的生命带来伤害。医疗保健行业不仅要治病救人，还要考虑保护数据的隐私和安全。

考虑到医疗保健行业对全世界人民和经济发展的重要性。如何提升政府管理水平并适应新时期的新发展，已经成为医疗保健行业发展面临的一个客观问题。随着区块链技术在医疗保健行业中的渗透力和影响力的扩大，政府部门发现基于区块链技术可以有效解决监管不力、创新力不足、公开透明度不够等难题。

3.2 医疗保健行业突出问题

随着医疗保健行业的快速发展，公众享受更好医疗保健服务的需求日益迫切，这也导致医疗保健服务市场不断扩大。不过，从目前的情况来看，医疗保健行业存在着诸多问题，其中最突出的问题有三个：医疗信息孤岛化凸显，医疗数据安全性不足，以及医疗数据权限不明确。

1. 医疗信息孤岛化凸显

医疗保健行业的第一个突出问题就是信息孤岛化，而这也导致了医疗机构与用户信息的不对称。信息孤岛是指各方之间的交易不能有效地进行信息共享，必然会出现医疗信息、业务流程、应用之间相互脱节的问题。

就医疗保健系统的现状，医疗保健机构分别处理不同的时刻、不同患者的医疗数据，其标准体系各不相同。这些医疗保健数据分散地保存在各自的系统中，无法形成功能的联动贯通，也无法形成一个链状体系。于是，在接诊时，医生为了便于了解患者的病史，往往需要询问患者的病史或者二次检查，就诊效率偏低。

患者的医疗保健信息分散地存储在不同的部门和系统中，无法形成一个标准化的医疗保健数据记录体系，导致医疗保健行业的标准体系的缺失。在这种情况下，医疗保健数据无法形成有效的融合、共享和利用。即使各地的智能设备收集了大量的数据，但是格式不一，也无法作为医生诊断的有效依据。

患者的医疗健康史如果能完整记录，就可以大大简化患者的诊断流程。患者服用的药物、先前的病症和医生的治疗方法等信息，对于本次诊断的医生提高诊断效率具有十分重要的作用。

2. 数据安全性不足

在就诊过程中，患者的个人信息安全是十分重要的。例如，一份就诊病历包含患者的基本信息、检查信息、药品信息、诊断信息、主治医生等，这些信息的泄露将给患者带来极大的伤害。特别是基因信息、指纹数据等健康数据，一旦发生泄露，甚至会造成灾难性的后果。

　　传统医疗数据是分散存储的，极易遭受外部攻击，导致患者信息泄露。由于参与节点过多，潜在的泄漏点也多，给医疗系统中隐私保护带来了极大的难度。集中式数据库存在单点故障问题，单个私钥的泄漏将导致数据库安全防线完全崩溃。外部攻击更是防不胜防，现有的存储方式也并不能保证其安全性。

3. 数据权限不明确

　　人类的健康与医疗保健水平息息相关。临床医学、医疗研究等工作依赖于医学工作者对医疗信息的收集、分析和使用。例如，临床医学评估和审查往往涉及多种药物使用和各种临床医学诊断结果，因此需要整合源自多方的医疗数据，以进行纵向交叉研究和全面的比较。日渐兴起的互联网数据挖掘、分析行业业已成为促进商业医疗信息化发展的主要力量。以全球数据挖掘行业的领航者 IMS Health 市场研究公司为例，该机构为了获取与患者或医疗系统纵向或终生的交流，除了从医疗行业购买医疗数据，还从电子病历中剥离出识别信息，组建基本医疗数据库，从医疗数据处理业务中获益。

　　然而，在中心化存储系统中，大量个人隐私掌握在中心化的系统内，并由系统授权第三方使用，这种数据存储和使用的方式可能存在安全性的不足。根据美国盖普洛民意调查，66% 的人反对将医疗数据开放给医疗数据服务商，其中最大的理由就是通过数据分析可以获取个人隐私。同时，医疗保健机构可能因为数据使用涉及法律风险，而尽量避免数据互通。因此，个人医疗数据所有权保护问题也成为制约医疗研究工作的重要因素。

　　当前医疗信息系统面临许多问题，这些问题阻碍了向可互操作生态系统的发展。例如，中国医疗法律《医疗纠纷预防和处理条例》要求医疗实践必须遵守安全和隐私法规，以确保患者的身份和安全得到最好的保护，因为他们接受治疗并生成敏感的健康信息。随着物联网技术的快速发展，人们越来越依赖于便携式智能计算设备，以收集和存储从金融、社交到健康相关的信息。通过这些智能设备收集的许多数据无法轻松地与由护理人员在患者就诊期间记录的高可靠性健康记录集成。这些仪器——设备和/或移动应用程序——收集健康和健康数据，尽管它们具有连续性，但通常不具有与认证医疗设备或许可证相同的严格标准。因此，由于两类实体之间建立的信任关系不足，使得传统医疗实践和现代医疗解决方案之间缺乏互操作性。

　　传统医疗系统技术架构并没有使用户对个人隐私引起足够的关注，也没有从技术底层为用户的数据权限提供必要的保障，因此，医疗保健行业要想达到数据隐私保护的要求就不会那么容易。

无论是严重的信息孤岛，还是有限的数据采集渠道，抑或是突出的数据隐私保护问题，都严重制约了医疗保健行业的发展。如果不尽快解决这些问题，将产生非常严重的后果。

3.3 区块链医疗应用价值

医疗保健由一系列与医疗相关的信息组成，包括医生姓名、专利信息、医疗设备、临床参与者、医嘱等。一旦这些信息出现错误（如使用的列表不准确、数据不完整或顺序混乱）会给医生和患者造成困扰，将严重影响患者的医疗保健价值观，甚至带来了额外的医疗成本。

中心化管理是当前医疗保健系统固有的管理模式，这也是困扰医疗行业发展的根源。但在当前的场景里，我们不得不相信中心化管理的信息是真实的。如果将这些集中式的资源从医疗保健系统中转移，就有可能将管理成本从医疗企业转移到医疗社区，也有可能为管理创造新的价值流，降低与不准确、不完整文件相关的管理成本。

1．市场价值

医疗保健中的许多早期商业模式都以市场为导向。Procredex 是一家专门从事区块链医疗保健并由 Hashed Health 支持的公司。Procredex 交易的数据是一个经过验证的人工制品，可以证明医生的身份。拥有这些信息的企业（健康系统、健康计划等）可以通过数据市场将这些人工制品提供给需要的人。Bramble 交易的数据是不可替代的代币，代表卖方提供的独特服务或产品，包括价格及所有必需的赎回条款和条件。这种数字资产可以用于传统产品和服务。

医疗记录信息或基因组学数据也是一种可交易的数据。尽管数据市场允许患者打开和关闭他们的医疗记录数据的大门，但是采用激励措施鼓励患者参与医疗市场活动，实现以消费者为中心向以患者为中心的健康记录活动的转变。

2．医疗记录创新

全球开始尝试利用区块链技术来解决医疗保健领域的相关问题，中国也在不断推出区块链医疗项目，如阿里健康平台、腾讯智慧医院3.0、天河国云、珠海医联盟等。医疗数据是重要的国家资源，加强数据的隐私保护和监管具有十分重要的作用。

国外不少创业公司也在积极推进区块链医疗项目，如《美国健康保险可移植性和责任法案（HIPAA）》明确规定，患者有权获取其病历数据。具体地说，隐私规则坚持所覆盖的实体只有在被请求时才能提供对数据的访问。谷歌公司的 DeepMind 建立了一个类区块链系统，实现了人工智能与区块链医疗的结合，构建了一个"可验证数据审计"的工具。医疗健康 API 企业 PokitDok 公司打造了一个 Dokchain 的区块链医疗解决方案。2017 年 5 月，基因泰克推出了 MediLedger 项目，其主要目标是开发可以对药品供应链进行管理和控制的区块链工具，实现制药企业、医疗机构、药品零售商把与药品相关的所有信息记录和储存在区块链上。任何一种药品的所有信息都可以被查证，进而在最大程度上保证药品的真实性和可溯源性，使得药品盗窃、销售假冒药品等违法行为大幅度减少。2018 年，苹果公司推出了一系列举措来解决病历数据共享问题，发布了苹果健康记录 API，允许个人从参与的提供商那里接收医疗记录信息。

在国内，一些互联网企业也开始布局。腾讯与广西柳州政府在实现微信挂号、支付等功能的基础上，开创了国内首例"院外处方流转"服务，院内开处方、院下购药等新医疗服务模式。2017 年 8 月，阿里健康携手常州政府合作"医联体+区块链"试点项目，旨在帮助医疗数据互查、互访。该项目已推进到三级医院和各社区医院，形成了有效的医联体。国内其他企业也纷纷试水区块链医疗，推出新的医联体。"紫云药安宝药品追溯云服务平台"实现了药品的可追溯。在紫云微追溯小程序上，郑州奥林特药业发往江西药品的生产与流通数据已经可以被全程追溯。紫云股份的区块链平台将会记录和存储郑州奥林特药业的所有追溯数据，并且可以保证这些追溯数据不被删除或者篡改。"阿里健康"与十余家医药企业（具体包括，正大天晴、科伦药业、广药集团、联合天士力等）达成了合作，共同组成了中国药品安全追溯联盟。该联盟的主要目标是，推动共治型药品安全追溯态势的形成，进一步保障药品的安全和真实。

由于中国药品安全追溯联盟在其服务中加入了区块链，因此形成了一种新的药品追溯模式。在该模式下，流转过程中的扫码工作将不会再出现，如果按照每个药品零售商每年需要花费 5 万元扫码成本来计算的话，那 1 万个药品零售商每年就可以节省 5 亿元的扫码成本，这笔钱对于每年平均利润根本不太高的药品零售商而言是十分可观的。

3．自我主权身份

自我主权身份是指一个人的身份应该完全由个人控制和维护。自我主权身份主张个人控制的数据，而不是在集中的数据库中存储大量的身份信息，这些数据更安全、更可控，并且在适当的时候由个人经营。如果患者被授权且能控制自己的数据，就可提高互操作性，同时改善患者在不同提供者之间的体验。

在数字时代，个人隐私信息被存储和管理。这些信息与已识别或可识别的生命特性有关，称为个人数据，如欧盟 2016 年 679 号《通用数据保护条例》所述，需要以适当的技术解决方案适当保护其免受未经授权的访问。每次体检都会产生属于患者的有价值的敏感数据，这些数据需要与医生、药房、保险公司或其他医疗场景利益相关者适当共享，但同时不受其他访问的影响。

如今，大多数国家卫生系统试图在一份独特的电子病历中收集与同一患者相关的所有个人医疗信息，称为电子健康记录（Electronic Health Record，EHR）。这种记录包含在整个生命周期内产生非常敏感的信息，但通常是由医疗机构和从业人员管理的，这些机构和从业人员没有足够的技术知识或设备来保证适当的安全级别。此外，大多数医疗机构以不同的格式存储和创建患者的医疗记录，不仅在不同国家或地区之间，甚至在同一医院内的不同实验室之间也不兼容。需要一个新的医疗系统以更加安全的方式管理和存储医疗记录，这也催生了区块链技术的应用。

3.4 医疗保健大数据

大数据是具有复杂属性的海量数据，需要对这些属性进行分析，并识别与之相关的模式。医疗保健大数据可用于维护患者的健康记录、提供实时预警和进行医学研究。医疗保健大数据具有极其重要的医学价值，也存在巨大风险。数据治理是体现其价值的主要条件，医疗保健大数据治理促使医疗保健体系不断完善。在符合法律、医疗行业规范、保护患者隐私的前提下，医疗保健大数据分析有助于提取更多的医学价值。当前，医疗保健大数据面临着两类问题：多维医疗保健数据和患者不愿分享敏感的医疗保健数据。因此，针对患者的护理和相关的大规模数据分析已成为一个主要的挑战。

近年来，随着新技术的不断涌现，医疗数据的安全性和私密性受到了高度重视。利用新技术窃取患者隐私的问题不断出现，医疗数据记录被盗、丢失或者被不当披露是值得关注的问题。

随着现代医疗保健行业的兴起，与医疗保健行业相关的大多数组件都在产生大量医疗保健数据，可以从各种来源获得各种医疗记录，如包含传统患者数据、临床图像和记录的声音、X 射线和超声、MRI（Magnetic Resonance Imaging，磁共振成像）、患者与医生的交谈内容，以及一些医疗保健物联网设备和跟踪器探测数据等。

目前可使用的电子健康记录（Electronic Health Record，EHR）或医疗保健大数据的两个主要方向是来自不同医疗设备的传感器数据和电子病历（Electronic Medical Record，EMR）。

电子病历（EMR）数据是医疗机构从治疗开始到治愈疾病所收集的信息列表，是医院记录的一系列特定于时间的信息，也是临床医生办公室纸质图表的数字版本。广泛使用的物联网设备有移动电话、可穿戴设备、闭路电视、环境传感器、皮肤嵌入式传感器、智能手表等。上述设备正在收集信息，以便监测患者的各身体部位或功能的状态。例如，可穿戴传感器可以测量帕金森病（Parkinson's Disease，PD）患者的步态数据，这些数据用于帮助诊断工具和医生来评估帕金森病患者的病情。

电子病历（EMR）和电子健康记录（EHR）可以互用。电子病历在一种实践中包含患者的医疗和治疗历史。但是，电子健康记录注重的是患者的整体健康状况，不仅提供者办公室收集的标准临床数据，还包括对患者护理的更广泛了解。

3.4.1 区块链医疗保健大数据工作范式

区块链技术产生的前提条件是几个连接的节点(计算机)、一个块数据存储软件或哈希值软件、一个一致的决策算法，最后形成一个具有快速互联网连接的网络系统——区块链网络。

在区块链中，为了保证区块链交易的合理化，其交易过程分为三个步骤。

首先，双方决定进行交易或交换信息。

其次，与这些交易方关联的一组节点批准交易方的合法性以及它们之间的智能合约。在使用上述一致性算法成功地进行哈希计算并达成一致后，最终确定一个新区块。

最后，将一个包含详细交易信息的新区块添加到现有区块中，交易完成。

图 3-1 为区块链医疗大数据工作范式。

3.4.2 区块链医疗保健大数据的特性

医疗保健大数据致力于将数据分析、多模式成像和临床数据等结合起来，以改进临床决策。区块链融入医疗保健大数据的研究可以建立基于图像的特征、基因表达和患者疾病进展之间的相关性，以及开发创新的治疗方法，如免疫细胞引导和反应激活。区块链医疗保健大数据主要有以下特性。

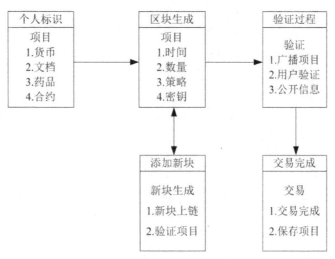

图 3-1　区块链医疗大数据工作范式

1．信任机制

从患者到医生，从临床数据提供方到医疗分析师，都需要构建可信任的医疗业务流程。如何构建信任机制、加强医疗环境中的信用体系建设，值得深入思考。

区块链技术实现信任存在三个基本要素：安全性、可识别性和可追溯性。当任何数据生成器或处理程序想要交换数据时，智能合约可维护交易规则，并在各医疗保健数据提供者之间实现这种信任机制。在医疗保健大数据中，临床数据偶尔被泄露，谁来承担这一责任？区块链技术能够在数字领域和物理世界之间创建一个可信的平台，允许医疗保健价值链中的各利益相关者跟踪数据来源，共享对其网络的访问。然而，医疗保健系统已经要求对医疗保健数据进行可信任认证，以便更好地分析和理解患者的数据。

2．智能数据管理

随着医疗信息化和数字化诊断的发展，医疗检测指标不断提升，数据量越来越庞大，亟需强大的数据处理能力为医疗行业提供强有力的支撑。作为医疗行业发展的推动者，人工智能在语音识别和医学影像等方面得到了飞速发展，提升了医疗行业领域的数据分析质量。区块链通过分布式技术和智能合约可以实现多层数据保护机制，使得医疗工作者、医疗研究人员、医疗卫生机构、患者等可以作为"矿工"加入区块链网络。

3．医疗供应链管理

在基于区块链技术的供应链系统中，医疗保健行业的每个利益相关者都可以跟踪每个服务，可以通过医疗供应链跟踪药品、保健产品、保险产品等。区块链的主要好处是它包含交易的共享分布式账本，而没有参与方的个性化处理，使用公钥基础设施（Public Key

Infrastructure，PKI）实现传输数据的加密，确保交易的匿名性。医疗供应链中的每个数据或服务提供商都可以验证交易的合法性。

4．网络安全

数据篡改和盗窃是网络安全的主要问题，应该得到妥善处理，尤其是在医疗系统中。区块链使用私钥进行数据加密，接收方只有使用自己的密钥才可以解密内容。区块链技术以分布式方式存储数据，可以减少数据操作。区块链是一种安全技术，通过哈希算法和一致性算法使得数据不可篡改，可以实现临床数据安全分布和共享。

5．健康理赔

健康保险可用于保护个人财产，使其免受医疗紧急情况或治疗慢性疾病造成的重大损失，并确保在需要时提供护理。根据医疗保险的种类，健康保险可以包括诊断、治疗和手术的费用。患者可能需要承担一部分自付费用，保险公司以理赔方式承担其余费用。区块链消除了第三方和具有智能合约的无信任数字系统，可以确保患者的经济理赔。

6．药品合规性

医药行业与其他行业最重要的区别在于其服务的对象为人，为人提供医疗服务、药品、医药器械等，涉及人的生命和健康。患者很少对医生的处方、药效或服用方法了如指掌，区块链技术可以在医生完成任何特定诊断工作或命令后提供指导。智能医疗设备以交互方式进行操作，以提醒患者注意事项，指导患者服药，从而保证药品的合规性。

7．互操作性和数据共享

区块链技术可以提高数据安全性和透明度，以获得信任。互操作性有助于各方之间达成共识，区块链技术可以在同一平台上确保数据质量、数据依赖度和利益相关者的意见。医疗保健提供商、保险提供商和患者通过区块链智能合约创建保单。

8．医疗的研发

在临床研究中，从医疗数据中可获取大量的临床试验样品、基因组等数据信息。对这些数据进行深入挖掘，有可能发现与疾病相关的新靶点或新分子标记物，可以预测疾病的发展机制，以便研发新的药物。区块链技术可以确保从生成器到分析仪的基因组信息和与健康相关的信息都能得到及时的追踪。目前，生物和健康数据极易遭受他人的操纵和伪造，严重影响了医学研究质量。如果利益相关者可以保证信息的优越性，那么这种协作式的研究将获得更多关注，必将促进医药行业加大研发力度，推动区块链技术融合医药行业的转型升级。

3.5 医疗体系所面临的挑战

医疗数据管理（包括数据的存储、访问控制和共享等）是影响医疗保健行业的基石。对患者的病情分析、个性化治疗和有效的沟通等方式可以改善医疗数据分析质量，也有利于提高医疗保健行业的工作效率。然而，医疗保健数据管理和服务的脱节已成为医疗卫生研究的主要障碍。例如，医疗专业人员通常无法获得患者的完整数据，从而妨碍了后续诊断和治疗步骤；研究人员难以找到研究所需的数据，减缓了医疗研究。

无线传感器网络在医疗保健行业中的应用越来越多，在医疗保健行业区块链中的应用将在行业工作方式方面带来革命。中心化医疗机构收集高度敏感的患者数据，已成为网络攻击的首选目标。除了预防网络犯罪，医疗保健行业还应采用一种本质上更强大、更安全的技术作为全新的解决方案。

1．优化数据存储成本

医疗保健网络通常为海量的参与者服务，包括医疗提供者、患者、账单代理等。当大量数据存储在系统中时，如果没有仔细考虑数据的规范化的问题，可能带来巨大的存储开销。一旦存储成本超过区块链的承受能力，数据访问操作就可能失败。

区块链架构支持非常有限的链上数据存储。如果数据规模较大，那么区块链数据访问、管理和操作也可能代价过高。基于区块链的医疗保健应用程序的一个重要设计因素是最小化区块链上的数据存储需求，同时提供足够的灵活性来管理数据。

随着医疗信息化的发展，医疗计费管理系统更加复杂，对医疗服务提供者的操作非常敏感。然而，大多数医疗费用是多余的甚至存在欺诈，从而导致对未执行的服务进行过度计费或向患者计费。预计以区块链为动力的医疗系统将为此类欺诈提供现实的解决方案，并将与医疗账单相关的欺诈降至最低。区块链将可以消除支付过程中涉及的任何中间人，降低管理成本。

2．降低复杂性并支持系统进化

在大多数集中式系统中，终端设备生成的数据大多发送给可信的第三方统一管理。一旦系统出现单点故障，系统的数据容易被更改。然而，基于区块链的去中心化系统收录所有的历史交易账本，节点之间通过共识算法确保所有人的账本的一致。换句话说，如果修改一个已经交易的记录，那么需要所有持有该账本的节点同时修改。一方面，区块链的不可篡改性确保了系统的安全，另一方面，区块链中的每个区块存储了规定时间内的交易数据，通过密码学方法建立了一条可信链条，形成了全员所有的不可篡改的账本，系统没有提供数据修改和删除的选项。如果交易数据修改和更改是不可避免的，那么需要通过所有节点的共识来创建一个新块，或者生成一个新链。这两种方法代价极高且不可行。

因此，在医疗保健系统中使用区块链技术时，主要考虑因素是确保区块链中定义的数据结构（即通过智能合约）设计为在需要时实现进化，并以最小化变化。

3. 均衡数据共享和隐私保护

医学保健数据拥有大量不同格式的数据，如图像、扫描报告，这些数据可能在不同的利益相关者之间共享。由于防火墙设置或带宽限制，这些医疗保健数据很难在电子平台上共享。而且，任何一个单一的平台或基础结构无法检索、存储和共享来自各种来源的数据。

数据共享将使得医疗数据、基因组测试、临床诊断等获得最佳的结果，推进整体医学诊断的进程，为患者提供高效的协作治疗和护理体验；有利于收集不同专家的确认和意见，提高诊断准确性，还可以防止出现治疗计划和药物治疗效率低和出错等问题。传统的医疗保健系统仍要求患者通过纸质副本或电子副本收集并与医生共享他们的病历，患者的数据可能出现不完整甚至因缺乏上下文而导致医疗信息不准确的情况。不充分的数据共享机制可能导致医患之间缺乏信任，造成医疗保健系统与应用程序之间缺乏互操作性。医护人员最不满意的就是医疗数据的不完整，他们渴望与患者之间进行安全且实时的沟通，以便为患者提供最佳的知情护理。

尽管将患者健康数据存储在区块链中可能为互操作性和即时可用性对促进医疗保健行业的发展具有巨大的潜在益处，但是每个区块链管理员/矿工都维护区块链数据的完整副本、医疗数据的透明度，必然存在重大风险。特别地，即使数据采用了加密，当前的加密技术仍有可能在未来被破解，或者使用的加密算法中的漏洞可能导致私有信息在未来被解密和泄露。对于如何使用代理模式的基于区块链的应用程序促进互操作性，同时避免敏感患者数据被直接编码到区块链中，值得深入考虑。

4. 追踪患者健康变化与可扩展性

数字鸿沟是影响医疗创新和改善患者护理质量的主要障碍，医疗服务提供机构、保险公司甚至同一卫生组织的不同部门都会因信息流的延迟或缺乏而出现断开连接的情况，无法实现医疗保健数据的共享。患者通常接受不同医疗保健机构的护理，如私人诊所、急救中心和远程医疗机构。医疗机构需要监测患者的各项特征数据，如果不实施任何活动监视或过滤机制，就需要大量的算力来按需查看患者的健康交易。医疗机构应积极运用互联网技术，加快实现医疗资源上下贯通、信息共享和协同，便捷开展预约诊疗、双向转诊、远程医疗等服务，推动构建有序的分级医疗格局。

私人诊所、医疗中心、农村医院、企业研究机构、保险公司、个人患者和物联网初创企业等拥有数百万用户，拥有不同的基础设施，都不太可能维持相同的区块链去中心化架构。区块链技术也需要更高的计算能力，这就要求网络设备消耗更高的电能。为了采用区块链技术，必须认真考虑医疗保健大数据的可扩展性问题。

此外，患者有必要控制何时和向谁共享其医疗数据，并应能够选择他们准备在多大程度上共享其信息。然而，如今的医疗系统并没有提供这样的灵活性，并不允许患者恢复对特定医疗服务提供者的访问。例如，大多数医疗数据并不是绑定的特定患者上的，而是与特定疾病事件相绑定的。因此，如果患者访问了多个医疗服务提供者，那么他的敏感医疗数据被授权在多个站点永久可用，这会增加数据被盗的风险。

医疗保健贯穿诊前、诊中和诊后，医疗保健行业的数据共享和交换方式是影响医疗报价服务质量的重要因素。区块链可以在医疗保健领域监督整个数据系统，所有利益相关者都可以从一个系统中安全地访问数据。区块链允许存储、共享和跟踪数据，将对医疗保健的临床研究领域产生更大的影响。这种区块链系统可以提高近年来因各种丑闻而屡遭诟病的临床研究的可信度。区块链技术可以作为改进临床研究方法的积极催化剂，提高网络的透明度和信任度，加强研究和患者群体之间的安全沟通，提高研究领域内的信任。

3.6　区块链医疗的解决方案

我国《人力资源社会保障部关于印发"互联网＋人社"2020 行动计划的通知》（人社部发〔2016〕105 号）指出，促进数据资源和服务资源的聚集、整合和共享。随着信息化、大数据、互联网、物联网、区块链等不断涌现，医疗管理迎来了大数据发展的新时代。医疗保健模式转变应重点放在对健康数据的管理上，这些数据可以从连接异构系统和提高电子病历准确性的潜力中得到改善。医院拥有大量的医疗相关数据，但目前仅局限于成本分析和病历审计方面。由于存在认识不足、数据信息碎片化程度高、标准化程度低、与临床行为脱节等问题，不能称之为有效的医疗大数据。区块链技术能够满足医疗大数据的需求，可以有效解决医疗大数据体系中的现实问题，如表3-1所示。

表 3-1　区块链应对医疗保健大数据挑战的解决方案

主要问题	传统医疗保健大数据的挑战	区块链解决方案
数据脆片化	数据以分散的方式产生。患者、医生、诊所、理疗师、分析人员分别生成数据	计算机网络和连接的分布式系统可以在所有组（区块链节点）之间创建网络
并发控制和及时访问	相互协作，隐私策略和协商阻碍了及时访问和并发分析	分布式区块链可以确保对同一组数据进行并发分析，而没有任何数据操纵风险
系统可扩展性	信任问题（数据和人）在各方的合作中出现了动荡	区块链验证参与节点和关联数据，消除所有风险（通过一致性算法进行节点和数据认证）
传感器数据处理	成千上万的物联网设备被用来收集和分发数据，这些数据很难追踪和处理	创建私有链网络来保护物联网设备之间的通信和数据
数据和访问一致性	数据处理程序不应打开，并且必须有一些分发规则	区块链可以使用其三种类型（私有、公有和联盟）的用户范围来定义所有者选择的数据处理器和监管机构
数据处理成本	第三方与所有个人一起进行数据分析，增加了成本	区块链的并发架构可以降低数据分析和分发的运营成本
数据持有者的隐私	数据持有者的身份是开放的，处理器是隐藏的	区块链技术通过加密的数据处理方式，智能合约可以保护数据流和权限
企业对企业沟通	中间商和第三方操纵和分发数据以获取利润	区块链去中心化，以安全的方式实现数据分发

医疗保健是一个复杂的领域，有许多不同的利益相关者，如患者、医生、医院/诊所、研究人员、投保人和制药公司，他们都需要处理大量的医疗数据。医疗保健领域越来越数字化，可以在个性化医疗、医疗服务和高级护理等领域实现更好的发展。

3.7　区块链医疗的应用特性

全球各国和地区大多是集中式医疗系统，医疗系统相关的可持续发展目标进展缓慢。集中式医疗系统的主要问题是：信息扩散到多方，数据和信息不安全，集中式服务器容易受到黑客攻击和数据盗窃，操作和流程效率低下，管理成本非常高，测试和药物价格极其昂贵，重复治疗，患者不满意，操作和定价不透明等。在医疗行业中引入区块链技术可以改善医疗行业的供应链。医疗系统的数据量非常大，如果关键信息丢失或更改，可能危及患者的生命，区块链技术可以通过多种方式改变医疗行业，提升现有医疗系统的应用效率。

3.7.1 区块链医疗系统的主要特性

1．互操作性

互操作性是指利用异构信息技术系统和软件应用程序（如 EHR 系统）进行通信、交换数据和使用交换数据的能力。医疗保健信息在组织范围内协同工作，促进了医疗保健数据的共享，可以改善患者的医疗护理状况。例如，互操作性允许医疗保健提供者彼此安全地共享患者数据，而不考虑交换涉及的双方之间的位置和信任关系。安全和可扩展的数据共享对于为患者提供有效的协作治疗和护理决策十分重要。

互操作性支持以患者为中心的模型，可以提高每个患者的护理质量。在实践中，医疗保健技术基础设施中存在阻碍互操作性和以患者为中心的护理的障碍，主要包括如下。

（1）信息安全和隐私问题

尽管需要数据共享，但如果没有高度安全的基础设施，就会增加敏感数据泄露的风险。如果数据被泄露，那么医疗数据服务商可能面临严重的经济纠纷和法律后果。

分布式技术本质上是安全的，分布式的数据和信息存储以及所使用的支付平台更加安全。区块链网络利用非对称加密技术保护交易和数据。数据和信息在区块上实现加密存储，很难被破解。

（2）参与者之间缺乏信任

由于安全法规的规定，医护人员必须能够验证其他医护人员，并且在与患者健康相关的交流发生之前证实他们的身份。这种信任关系通常存在于网络内的提供者和/或医疗机构之间，如果接收数据的医疗保健机构使用统一医疗保健系统时不能安全共享，那么信任关系通常难以建立。

为了提供更先进、更有效的医疗保健服务，各种医疗保健系统可以跨组织边界协同工作，形成凝聚力。分布式平台是这一领域的理想平台，有利于帮助解决患者数据和信息泛滥的问题，增强参与者之间的信任。

2．数据存储和分析

完整、安全和可信的医疗保健数据集有利于改善医疗分析效果，增强医学研究的准确性。目前，一些数据分析工具可以提高数据分析能力。例如，根据患者的基因特征，医护人员可以详细了解患者的耐药性和副作用史。区块链系统可以存储完整和准确的患者病史数据，有利于推进医疗研究的进展、改善治疗选择。

3．不可篡改性

区块链技术保证了存储的医疗数据的不可篡改性。例如，为了确保医疗数据质量，在许可链中可以应用不同的方法来验证用户（数据提供者）身份，使用加密原语（哈希/数字签名）输出数据并存储在区块链上，以确保链外存储的医疗数据的不可篡改性。

4．更低的成本

降低或者维持最低的医疗成本也是当前医疗系统的重要需求。区块链是分布式的去中心化网络，数据分布在整个网络中，每个节点都有数据库的副本。区块链共享账本有助于医疗机构更好地应对突发事件，可以简化复杂的多步骤中间过程，消除不必要的过程和步骤，降低医疗成本。

5．透明性

在区块链医疗系统中，存储在区块链的患者医疗数据可以被医疗服务参与者跟踪和追踪，确保系统记录和传输数据的有效性，使得每个参与者都可以查询区块链中的记录，使分布式系统中的信息透明、一致。同一平台的每个节点具有访问授权信息的相同权限和义务，并允许同一网络上的其他节点访问医疗数据。

6．高效的服务

区块链技术一直致力于简化复杂的多步骤中间过程，有利于为患者提供及时和真正的护理。分布式账本技术有助于医疗行业减少服务提供商和患者在处理过程中的延迟。当数据和信息在分布式账本上可用和共享时，医生、专家、医疗保险提供者之间的流程就会缩短，可以为患者提供高效的医疗服务。数据共享通过收集医学专家的确认或建议，提高诊断准确性，并防止治疗方案和用药的不足和错误，同时聚集各方的智慧和洞察力帮助临床医生了解患者的需求，进而应用更有效的治疗方法。例如，不同专业的医生组成医疗委员会，及时讨论病例、分享知识，为患者确定有效的治疗和护理计划。

3.7.2　以患者为中心的护理

患者数据分散在医疗行业价值链中的不同实体（称为数据仓库）中，数据共享容易出现多级权限控制过程。因此，在紧急需要时，往往无法获得和提供关键数据。区块链可以通过医疗信息交换（Health Information Exchange，HIE）作为可信分散数据库的基础来解决这一问题，可以让所有医疗保健提供者一站式访问患者的整个病史。区块链可信的访问控制系统使患者能够控制他们的数据，他们可以向外部各方（如研究人员）授予同意和访问权限，以访问他们的全部或部分医疗记录。这一特性非常符合以患者为中心的医疗保健模式，区块链技术可以作为诱导信任的催化剂。

在以患者为中心的护理模式中，患者能够将患者报告的体验测量和患者记录的结果测量（如症状或健康状况）整合到其病历中，这些数据来自可穿戴和移动设备；还应让患者方便地查阅其医疗记录，全面了解其整个健康史，这有可能减少因沟通延迟或协调错误而导致的信息碎片和不准确，进而提高护理质量。

一般情况下，医疗系统为患者提供医疗结果的自动通知，以便患者实时获取其临床数据，决定下一步的治疗过程。为了保护患者隐私，在以患者为中心的护理中，患者也有必要控制何时和向谁共享其医疗保健数据，并选择共享哪些信息。

3.9　区块链医疗的应用范围

政府和医院希望提供全面的护理，这种护理要合理地进行管理和控制，并且易于普通大众使用。在区块链技术的帮助下，各种各样的工具使梦想成为现实。企业一直在努力寻找方法，以降低间接费用，提供更好的护理，重组保险覆盖流程，从而提高整体生活质量，延长更多人的预期寿命。

1. 电子病历

基于区块链技术的电子病历是医疗保健中的重要环节，借助分布式技术可以保存患者个性化的、纵向的和不可篡改的记录，有利于维护与疫苗有关的所有数据、实验室的测试结果、可用的治疗方法和分布式账本的处方记录。这些历史记录存储在分布式的点对点网络中。

2. 代币化医疗

借助代币，医疗社区成员致力于改善公共卫生状况，这不仅有助于创造和建设一个更美好的健康社会，还可以成为参与者的收入来源。治疗行为可以代币化，医疗系统可以通过代币化来激励患者积极参与医疗过程。

3. 保险理赔

智能合约可以明确数据权限，医疗系统通过点对点网络进行理赔验证，理赔验证后自动执行理赔处理。这不涉及有偏见的第三方权威。可信的区块链环境可以禁止理赔欺诈，加快理赔过程。

4. 健康保险

区块链技术不仅可以改善健康保险，还可以改变医疗保健提供者的服务。例如，基于区块链的智能合约可以在保险等领域达成安全的合约交易或协议，使得保险交易流程自动化，还可以减少人为错误的机会，提高交易的准确性。这些过程和操作都可以通过分布式账本技术（Distributed Ledger Technology，DLT）以高效、安全和透明的方式完成。

5. 个性化护理

区块链技术并不是创造一个新的可信任的"中间人"来调解医疗服务提供者后者医院之间建立信任关系，而是提供无信任交换的机会，允许基于现有的信任关系在各种组织和医疗服务提供者之间聚合和传播，与患者转诊流程类似。基于区块链的医疗系统还可以获悉患者和提供者之间现有的信任关系，允许患者决定谁可以共享他们的数据，享受个性化的医疗服务。

6. 医疗供应链跟踪

为患者提供医疗设备或药品时，制药公司可能需要使用复杂的供应链。当召回药物时，很难将药物追溯到其供应商。区块链应用程序可以记录与药品、医疗设备和服务的交换有关的交易，维护不变的审计线索。整个医疗供应链的交易历史处于系统监督下，可有效减少假药的流通。

7. 远程医疗提供商证书

区块链可以提供远程医疗，成为合适的远程护理选项。区块链可以自动将更新发送给患者，有助于减少远程医疗。每当有新的医生来接待患者时，都可以将通知发送给患者。

8. 患者知情权管理

患者知情权的验证可以在区块链上进行，而不是依赖医疗工作人员进行验证。在就医之前，患者可以通过区块链医疗网络记录其症状并同意治疗。这些加盖时间戳的文件有助于解决医疗过程中的医疗事故。

9. 区块链支付平台

区块链平台提供基于加密货币的支付，将加密货币直接转移到医疗服务提供商的钱包提供了一个快速、安全、透明和可审计的系统，不需要中央调解服务来解决支付结算纠纷。此外，数字签名支付结算交易可以确保医疗服务提供者和消费者在未来不会拒绝交易。区块链技术可以支持实施货到付款服务，以最大限度地减少与支付相关的欺诈。例如，在实施远程医疗药品递送服务时，智能合约可以规定为仅当远程患者成功接收药物时，才能持有加密货币并将其转移到医疗机构的账户中。

10．健康一卡通

针对现在医疗信息系统彼此独立、数据割裂，出现居民就诊重复办卡、重复检查等问题，通过区块链技术可以建设居民健康医疗一卡通系统，让患者在任何一家医疗机构都可以方便查看其在任何一家医疗机构产生的就医诊疗、电子病历、医学影像等信息。医疗保健提供者可以准确、即时地查看患者过去和现在的用药情况，从而提供更好的、更个性化的医疗方案。例如，老人可通过线上挂号、复诊和免费的药物配送，在家门口就能拿到调整后的药品，极大提高就医便利性，降低就医成本，促进全社会医疗效率的提升。

3.9　区块链对医疗保健的影响

区块链技术正在重新定义医疗保健应用程序中的数据建模方法和治理策略，以前所未有的方式提升医疗服务质量。基于区块链的医疗保健技术分为四个层次，包括数据源、医疗保健应用程序、区块链技术、利益相关者。

医疗保健应用程序支持医疗设备、实验室和其他设备产生的医疗数据采集，并合并原有数据，逐渐扩展为大数据。此数据是整个基于区块链的医疗系统的基本要素。

区块链技术位于原始数据层的上部。原始数据层被视为旨在创建分为四部分的安全医疗体系结构的核心框架。每个区块链平台都有不同的功能，如共识算法和协议。区块链平台可帮助用户创建和管理其交易，如以太坊、瑞波和超级账本。

区块链的主要组成部分是智能合约、签名、钱包、事件、成员资格和数字资产。实现与其他程序和框架甚至跨网络的通信有多种方式，如P2P、集中式和分布式。管理者可以根据他们需要满足的要求来选择公有链、私有链或联盟链。基于区块链的医疗服务框架（如图3-2所示）可分为三大类。第一类是数据管理，包括用于研发的全球科学数据共享、数据管理、数据存储（如基于云的应用程序）和电子健康记录（EHR）。第二类是供应链管理，包括临床试验和药物。第三类涵盖IoMT（Internet of Medical Things，医疗物联网），包括：医疗物联网和医疗设备，医疗物联网基础设施和数据安全，以及人工智能的融合。

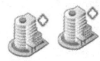
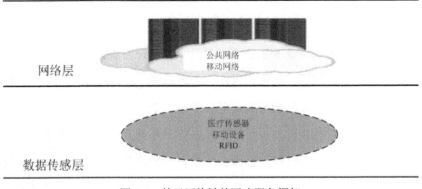

图 3-2 基于区块链的医疗服务框架

顶层是利益相关者层，其中包括受益于基于区块链的医疗应用程序的参与者，如业务用户、研究人员和患者。用户在此层的主要关注点是有效共享，处理和管理数据，而不会损害其安全性和隐私性。

1. 医疗数据共享

医疗数据共享是提高医疗保健服务质量和使医疗保健系统更加智能化的一个重要步骤。个人之间可能共享健康记录。例如，一个患者想在他们的第一次会议上与医生分享他的病史。此外，个人与利益相关者之间也可以进行分享，如患者与保险公司或研究中心分享其医疗史。然而，目前卫生系统的运行机制存在一定的局限性，患者很难获得他们的医疗保健记录，因此他们不知道在未知各方之间共享自己的健康数据。为了改善与医疗行业的互动与协作，区块链技术可以发挥关键作用，实现并确保电子健康数据的便捷共享机制。

2. 医疗数据管理

许多公司特别是医疗机构正在从基于数量的模式向基于价值的模式转变。一些医疗机构生成的数据呈指数级增长，数据安全和隐私不可避免地受到威胁。医疗数据管理（包括数据的存储、访问控制和共享）是医疗行业的重要方面，如对患者的个性化治疗和有效的沟通可改善医疗效果。然而，由于医疗数据的敏感性质和随之而来的信任问题，管理医疗数据是一项具有挑战性的任务。医疗专业人员通常无法获得患者的完整数据，这也妨碍了后续诊断和治疗步骤，研究人员难以找到研究所需的数据。区块链可以实现医疗数据的高效共享，同时确保数据完整性和保护患者隐私。安全、高效、经济、可互操作的医疗信息交换（HIE）可以与其他技术一起正确使用。

此外，区块链技术推动了以患者为中心的医疗模式的发展，患者可以控制他们的医疗数据。在传统医疗服务模式中，数据共享背后的主要障碍是缺乏信任和共享激励。区块链技术可以通过增加信任机制和引入奖励加密令牌等激励机制来解决这两个问题。因此，有了区块链的信任机制和激励结构，就有了全球医疗数据信息交换和医疗市场发展的希望。

3. 医疗数据存储

基于医疗保健的区块链中的每个交易都存储在分散存储系统的块中。在医疗保健系统中，患者医疗数据以 EHR 组织，EHR 被视为大型分布式医疗存储的构建块。安全性是首要考虑的，后者可以存储在本地，也可以存储在云端。云存储主要由众多的存储设备组成，连接在一起形成一个大容量的存储，以容纳大量的信息技术基础设施。基于区块链的医疗保健系统就是此类 IT 基础设施的一个例子。

云存储技术具有传输速度快、共享性好、存储容量大、成本低、易访问、动态关联等优点。在云环境下，以患者为中心的医疗数据管理系统使用区块链技术作为存储，有助于实现隐私。

这项工作的主要思想是通过定义一组安全和隐私要求来实现责任、完整性和安全性，从而在区块链上保留敏感的医疗数据。实现云的想法是在同一平台下保持数据的分布性和安全性，而不涉及第三方。这种方式解决了医疗提供者、公共卫生机构和政府需要如何应对协作和政策执行力的挑战。

4. 电子健康记录

病历是医疗服务的客观记录，反映患者病情、检查、诊断、治疗过程的有机整合。传统的医疗记录是简单的纸质病历记载，按时间顺序记录了患者健康状况的演变，容易产生错误的数据有时会导致患者受到不公平的护理。电子健康记录（EHR）是通过信息技术将患者的病历进行汇集、归纳、分析、整理形成的规范化医疗信息，有利于加强护理人员之间的协作、提高医疗质量和医疗服务水平。

3.10　区块链医疗企业发展案例

正因为区块链技术具有去中心、透明化、不可篡改等特点，全球许多家公司利用区块链来增强医疗保健服务。

1. 电子病历

随着医疗应用的不断深入，患者希望及时掌握自己的健康数据，电子病历作为一种有效的管理医疗数据的方式应运而生。但电子病历面临数据泄露等问题，需要新的技术构建安全的体系。

Blockchain Health 是一家总部位于美国的医疗数据处理软件公司，使用 Smith 开发的"Pokitdoc"服务，患者和研究人员可以共享信息，并使用基于链和链外数据存储基础设施的"DoKchain"。每个节点都有一组用于身份验证的密钥对。

Pokitdoc 利用区块链、移动技术和数据管理技术，帮助患者整理病历数据，让患者可以随时随地安全访问数据库。

BurstIQ 是一家美国区块链技术开发研究机构，提供多种服务，主要是基于区块链的医疗数据驱动平台，为用户提供了一个数据管理生态系统。BurstIQ 创建了云解决方案，可以释放和保护健康数据，并以一种智能的方式让患者参与其中，同时具有强大的安全和隐私保护。BurstIQ 数字健康平台加速了数字健康和患者参与应用程序的创建，节省了时间和成本。目前，BurstIQ 可以支持医院、护理供应商、保险公司、生物技术公司、数字医疗公司、增值服务供应商和政府等机构的一些支付场景。

Guardtime 是一家总部位于爱沙尼亚的区块链公司，也是全球最大的区块链平台，加入了爱沙尼亚 E-Health 基金会，以提高患者的记录的透明度和可审计性。Guardtime 利用一个区块链数据库来管理政府拥有的电子病历信息，使得患者和医药公司在内的利益相关者共同汇集、管理和共享医疗数据，同时确保数据的完整性，实现患者的隐私保护，真正做到了把患者医疗保健信息的所有权还给患者。

2. 安全可靠的医疗数据

Gem Health 是一家位于美国的区块链公司，其主要目的是管理通过数据许可和共享获得的收入，为任何类型的健康声明提供一个实时、透明的系统。Gem Health 在区块链技术的帮助下为患者提供医疗信息和基因组数据的控制和访问，与"疾病控制和预防中心"合作，进行部署区块链技术的实验，以监测传染病和传染性疾病。

Health Combix 的主要目的是通过实时发起点对点通信来创建一个分布式的医疗生态系统，是一个基于令牌的隐私保护患者数据管理平台。此外，Health Combix 还提供基于大数据分析和透明数据资产货币化的疾病预测和风险相关管理。

3. 代币交易

Universal Health Coin 是一种基于区块链和人工智能的加密货币，可以在 Gordon 提出的利益相关者之间交换数据。用户可以直接与每个数据所有者或处理器通信，使用此代币共享数据，从根本上减轻了不必要的服务和重复检查，降低成本并让医疗护理具有连续性。所有这些交易和数据均通过公私区块链密钥进行加密和保护，这便是医疗领域推行代币的价值所在。

Patientory 宣布推出 PTY 代币销售项目，然后正式开启代币销售业务，这是医疗健康领域的第一个加密代币。其原理类似比特币，帮助医疗机构享有健康数据的信息存储空间，用于智能合同与交易，同时在提高医疗服务时还能获得相应的代币奖励。Patientory 的网络是一个安全的闭环分布式账本系统，连接医疗保健生态系统中的各方，以便在高度安全的医疗信息交换（HIE）平台中无缝交换健康数据。PTY 代币如同"燃料"，为该网络提供动力支持。利用区块链技术，Patientory 可以对医院和保险公司的患者信息进行加密，通过 HIE 协调患者护理，从根本上减轻了不必要的服务和重复检查，降低了成本，并让医疗护理具有连续性。

4. 打造医联体

Hashed Health 利用区块链为医疗保健专业人士创建了一个自由开放的社区，供他们讨论和合作，以探索区块链在行业中的用途。Hashed Health 还提供咨询分支，以帮助医疗保健组织了解如何将区块链集成到现有系统中。Hashed Health 拥有一个实验室，旨在开发新的区块链技术解决方案，以解决困扰医疗保健行业的问题。

5. 加密钱包

区块链通常与加密货币负相关，不仅有助于降低成本，还可以进行隐私保护。如今，区块链在医疗保健领域的应用也可以促进研究。

Molecular Catalyst 是一个科研众筹平台，发明了一种加密货币来资助自己的项目。虽然这个想法没有什么创新之处，但创始人们已经宣布建立合作伙伴关系，旨在进行罕见疾病和生物气象学领域的研究。当区块链技术使加速科学进步成为可能时，说服政治家和高管们为他们的项目和业务考虑区块链替代方案将变得更加容易。

可以肯定的是，还有其他公司也希望通过区块链来彻底改变医疗保健。这些操作中的任何一项都可以成功地改变行业的僵化和（在许多情况下）有问题的做法吗？还有待观察。但是，区块链领域的公司正在积极尝试这些解决方案，这可以被视为取得进步的良好信号。

区块链技术在医疗领域的应用仍然是一个新兴领域，需要进一步研究，加深对该技术在医疗领域应用的理解和认识，并对拟议的框架、概念、模型和架构加以实施和测试，以评估区块链技术方案的优缺点。

数据安全性、灵活性、互操作性、可扩展性和速度是基于区块链的医疗保健应用的特征，这些都是公开的研究问题，需要进一步研究，以提高区块链技术的认知深度，并促进其在医疗保健领域的应用。

本章小结

基于可扩展性、智能合约、可信赖性、隐私性和互操作性概念的区块链医疗应用可以为利益相关者带来许多好处。医疗服务商、医疗机构、医疗保险服务商、医生和患者之间的共享分布式账本将提供更高程度的交易透明度，并且对几乎每笔交易都具有信任感，从而避免纠纷并降低总体维护成本。本章介绍了区块链的应用和区块链技术的相关性、区块链技术对医疗保健行业的影响、区块链医疗企业的发展案例等。

第 4 章　区块链与远程医疗

远程医疗或者远程患者监护（Remote Patient Monitoring，RPM）定义为向技术应用或设备支持的常规设置之外的患者提供医疗保健，将患者的医疗数据传输给医疗服务者，从健康指导到改变患者的护理过程。通过远程通信技术、全息影像技术和物联网技术，远程医疗使护理提供者能够持续监控并向患者提供护理，而无论其地理位置在哪里。例如，远程医疗可以检测到患者何时由于空气污染的突然增加而遭受哮喘发作，并实时提醒最接近的紧急服务，提供及时的救助。持续监测可及时发现不良健康事件并降低其风险，改善对药品耐药性的监测，并减少不必要和/或不适当的治疗。远程医疗可以减少患者对更复杂干预措施的需求，从而减少急诊、就诊、住院的次数、护理人员的负担和医疗保健成本。

人们渴望享受更优质的医疗服务，更好的医疗服务将促进医疗生态系统健康有序的发展。《国务院办公厅关于促进"互联网+医疗健康"发展的意见》（国办发〔2018〕26 号）（以下简称《意见》）发布，促进了我国"互联网+医疗健康"的发展。区块链的公开性、透明性、可追溯性与"互联网+"的思想十分吻合，进一步推动了"互联网+医疗健康"的建设。基于区块链的远程医疗平台可以验证患者身份和数据完整性，确保透明度和可追溯性，并通过提供信用分数和加密令牌等激励指标来激励参与者公平交易。基于区块链的远程医疗平台的成功开发将有利于创造一个全球性的医疗市场，实现医疗资源共享和供需平衡。

4.1　传统远程医疗突出问题

我国从 20 世纪 80 年代末开始远程医疗，并初步进行实用性远程医疗系统应用，形成了良好的发展态势。如北京、上海等地的高等级医院分别建立了远程医疗系统，分别连接国内其他地区医院，紧密结合对口支援其他欠发达省份的卫生部门，发挥了积极作用。

随着远程医疗系统的应用，在一定程度上缓解了医疗资源分布不均衡的问题。与此同时，技术研究机构、制造商和医疗机构紧密结合，充分融合移动通信和物联网技术的优势，逐步开发适合家庭应用的可穿戴健康监测产品，探索远程医疗的新应用模式，展现更广阔的应用前景。

但影响传统远程医疗应用的主要问题，除了管理，还存在一些技术问题。如果这些不能形成合力，远程医疗系统难以发挥跨地域、大范围、广协同的整体效应，限制了远程医疗的应用范围。具体内容如下。

1. 标准不统一、信息孤岛突出

目前，传统远程医疗信息系统各自为政、独立建设、分散管理，缺乏统一规范，无法实现跨区域、远程医疗业务协同，各系统难以实现信息的互连互通。另一方面，远程医疗信息系统的数据交换标准因地而异，形成多个"信息孤岛"，优质医疗资源无法共享和发挥最好的效用。远程医疗集成度差，各系统软、硬件集成度有待提高。

2. 信息安全管理不足

远程医疗是一个日益发展的医疗领域，允许医生通过手机和其他物联网设备等电子设备与患者取得联系。远程医疗允许医生关注处方的依从性，并整理患者病情的实时数据测量。然而，远程医疗系统极易遭受黑客攻击，使得患者的隐私和医疗信息安全存在很大的隐患。在传统的远程医疗系统中，其他无关人员可以通过语音和视频轻松获得敏感的病史和患者的诊断信息。因此，远程医疗也可能侵犯患者的隐私。例如，针对通过截取视频信息或其他信息而侵犯患者隐私的问题，需要采取更完善的安全策略，防止患者的医疗信息被泄露。

区块链可以实现去中心化，使得医疗机构与数据库不仅可以实现互操作，还可以实现医疗文档的可信交换。区块链作为一个分布式的、受控的信息库，可在组织间的互动中建立信任。在就医过程中，由于远程终端设备可以随时随地收集患者的数据，并实时发送给护理提供者，远程医疗如同在门诊场景中为患者提供必要的护理，如在患者的住所就医，减少住院探访次数，运输费用、服务等待时间和护理费用等。这也提高了医疗资源分配的效率，改善了患者的生活质量。

远程医疗可以为患者提供真正的医疗服务，如健康管理、慢性疾病的管理和各种医疗护理诊断或指导，从而改善患者的就医体验、提高医疗保健的质量，节省医疗资源的管理成本。然而，远程医疗的主要挑战是捕获和测量患者的健康数据的准确性、实时性和可靠性的问题。此外，大多数远程医疗并不是在临床访问期间及以后支持患者与护理提供者之间的健康数据交互。

4.2　区块链助力远程医疗

当前，远程医疗面临诸多问题，而这些问题制约了远程医疗的发展。对于医疗机构来说，解决这些问题成为首要问题。鉴于此，"区块链+远程医疗"应运而生，区块链已成为远程医疗发展的主要推动力，主要包含三方面：患者知情同意管理，远程治疗的可追溯性，安全访问个人健康记录。

1．患者知情同意管理

患者知情同意是患者对自己的病情、诊疗方案、风险益处、医疗费用、临床试验等真实情况的了解和享受被告知的权利，患者在知情的情况下有选择、接受、拒绝的权力。患者的电子病历是高度敏感的私人信息，需要在同行（如医院、药房和健康管理部门）之间安全地共享，以保持患者的医疗数据的及时更新。远程医疗管理机构通过设置数据访问和使用规则，赋予患者控制和管理其临床数据的权力。传统的知情同意管理系统面临诸多挑战，如与专家共享电子病历的时间较长，对实施患者知情同意管理服务的第三方服务器的信任有限，无法进行公开、公正的审计临床试验结果。区块链技术不涉及中介，可以在可信任机制下实现交易。利用区块链技术，知情同意管理通过属于不同参与组织的对等体得到验证和保护。此外，区块链固有的不可篡改性、可追溯性和透明度特征可以进行审计试验，验证知情同意管理政策的合理性。

2．远程治疗的可追溯性

实施远程医疗和远程医疗需要与患者和专家进行面对面的电子交流，以便对远程患者进行有效的健康评估。远程健康服务主要包括直接对消费者（Direct To Consumer，D2C）和业务对业务（Business-to-Business，B2B）等模型。在 D2C 中，患者可以通过电子方式与医生沟通，讨论自己的健康状况；在 B2B 中，护理人员可以通过支持音频和视频会议的工具远程参与咨询和医学教育服务（如患者手术）。在面对面的电子会诊中，视频和图像（可能包括 X 射线或其他诊断测试结果）的异步传输可以帮助护理人员准确诊断患者的健康状况。

从目前的远程医疗系统来看，医疗数据还没有实现公开透明，其原因有两方面：一方面，数据共享与隐私保护之间存在很大的矛盾，另一方面，医疗机构之间标准体系不统一，既缺乏良好的互信机制，又缺乏分享机制，呈现"信息孤岛"，从而给患者的病情数据的完整性和一致性造成了严重影响。为了克服这个问题，区块链技术为所有参与的利益相关者提供了患者电子病历的统一视图。健康记录的公开透明性使相关的参与组织能够追踪患者的病史并提出适当的治疗方案。例如，通过区块链技术，可以执行审计，以发现谁访问了什么，以及准确地对电子记录执行了哪些交易。基于物联网远程医疗系统，传感器收集的数据可用于预测、跟踪、检测和管理对疫情进行综合研判，降低疫情造成的影响。

3. 安全访问个人健康记录

个人健康记录（Personal Health Record，PHR）是个人的健康数据、个人信息以及与患者护理相关的其他信息，是由患者（真正的数据所有者）访问和管理的健康信息。PHR 的目标是帮助患者安全地、方便地收集、跟踪和控制来自不同来源的完整健康记录，包括患者就诊数据、免疫史、处方记录等。PHR 使患者能够控制其健康信息的使用和共享方式，验证其健康记录的准确性，并纠正数据中的潜在错误。用于提供虚拟医疗服务的传统系统大多基于云平台，这些平台由单个实体管理而导致信息孤岛，无法具有可信性。因而，传统的基于云的医疗系统中个人健康记录的完整性也受到了影响。区块链技术通过共识算法实现去中心化，将控制权分配给个人，创建了一个广泛访问和安全的数据分发服务，连接到现有的医疗系统，患者可以轻松地聚合他们的医疗史，向他们访问过的每个医疗服务商索要一份副本。区块链也消除了医疗服务人员和第三方健康审计之间的"不信任"。

智能合约可以建立权限的数据分布策略，以使患者保持对其医疗数据访问的控制，知晓医疗数据源的来源。区块链技术有助于数据所有者与合法用户共享和控制数据，同时遵守数据所有者设定的条款和条件。

4.3 区块链远程医疗模型

传统的远程医疗应用存在许多的问题，也严重影响远程医疗的应用范围。所以对于医疗机构来说，解决这些问题就成了当务之急。在这种情况下，"区块链+远程医疗"迅速发展，成为社会发展的主要动力。

区块链技术可以潜在地弥合这些医疗服务提供商之间的沟通障碍，通过消除对第三方权威机构的需求，并授权相关参与者之间的直接互动。然而，单靠区块链技术无法解决复杂的数据共享挑战，必须将其纳入现有的不同的医疗系统和临床数据标准。

图4-1展示了基于区块链的远程患者监控系统。该系统由多个分布式的组织组成，这些组织临时连接在一起，形成一个共同的流程或价值链，并得到分布式信息技术的支持。区块链（表示为实线椭圆）连接到不同的健康数据库系统（表示为圆柱体数据库对象）。该系统确保只有符合患者同意书的授权用户才能访问患者的电子医疗记录。因此，一个基于区块链的远程医疗系统可用于连接不同的健康数据库系统和记录数据交换。每个数据库系统都打开了一个新的安全数据通道，可以看作系统的共享数据通道。智能合约基于相互规则来管理医疗系统之间的数据交易，还可以创建所有交易记录的不可篡改的历史记录。

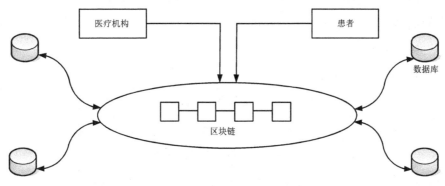

图4-1　基于区块链的远程患者监控系统

远程医疗允许医生通过手机和物联网设备等与患者取得联系，允许医生关注药物依从性，并整理患者病情的实时测量数据，有助于提高医疗的互操作性，达到预期的治疗效果。区块链技术和智能合约的结合代表了医疗保健的未来，可以确保患者信息和其他重要临床数据的安全和隐私。智能合约可以大规模实现，存储在区块链上，共享和保护数据，还可以确保患者的私人信息以透明的方式安全存储。

4.4　重塑远程医疗模式

4.4.1　企业案例：IOTA 医疗平台

IOTA 是一个公共分布式账本，它的数据结构基于 Tangle（共识机制）而非区块链。Tangle 是一种基于有向无环图（Directed Acyclic Graph，DAG）的新型分布式账本。DAG

区块链代表平台的特点是不打包交易，每笔交易作为一个单元，不采用区块结构，后来交易节点验证过往交易，形成交易有向无环图。这意味着，IOTA 没有区块、没有链条，也没有矿工。IOTA 在分布式账本上安全地传输和存储单个医疗记录，并且信任、安全和控制访问私人医疗记录，其目标是在医疗行业内实现更大的数据完整性，有可能影响整个医疗生态系统。

1. IOTA 对医疗行业的影响

数据是医疗保健的基本组成部分。数字医疗记录已经改善了信息共享、护理协调和研究。但是，医疗保健数据量正以指数级的速度增长，有越来越多的来源，包括传统医疗保健环境内部和外部。保护这些数据和维护隐私成为一项艰巨的任务。

与纸质记录不同，数字记录可以很容易地被复制或更改。通过加密技术，IOTA 技术将这些数据保护在 Tangle 上，并将个人数据的控制权交回患者手中，使其成为可信的决策支持系统的基础。IOTA 在医疗的应用的好处主要有以下两方面。

（1）以患者为中心的数据控制

IOTA 的最大的特性是以最大可能的安全存储数据，并使得传输的数据具有可用性。在医疗环境中，IOTA 可以进行少量的交易以获取可信赖且不变的信息，从而使个人、医疗公司甚至机器都可以利用医疗 Tangle 的所有好处来存储和传输数据。

一般情况下，我们无法访问有关我们收集的数据，但是 IOTA 可以让用户自行管理自己的数据，可以根据需要与医疗机器、医生和其他机构共享这些数据，从而安全、准确地向他们提供他们无法获得的健康和精神线索。

传统的方法，医疗保健数据被隔离在不同的机构甚至单个机构中，这些孤岛阻止有意义的公司或个人从这些资源中获益。IOTA 旨在改变这一点，提供了一种激励机制和一种机制，可以实际分享资源，并在特定的时间使合法的公司或个人从这些资源中获利。

（2）无缝的数据传输

要接受医疗服务，患者可能需要就单个事件咨询多个医疗机构。当个人从初级诊所到医院再到专科医生的过渡，记录不会无缝共享，从而降低其护理的连续性。

2. 工作流程

（1）远程患者监护

分布式账本技术应用于个人和专业护理过程中，远程患者监控可以大大受益。IOTA 具有可扩展性、低计算要求和低廉的结构，能够使传感器和设备相互通信。

健康监测传感器的使用已经变得越来越普遍，无论是消费级还是医疗级。来自这些传感器的数据可以让医疗服务者更深入了解患者的健康状况。这在慢性疾病诊疗中尤其有用，因为慢性疾病的恶化可能更快地被发现，在医学试验中可能更精细地监测反应。然而，保护和采集这些数据流仍然存在问题。

（2）医疗保健数据交换

分布式账本技术可以优化健康数据交换，如果得到正确的保护和利用，有可能对医疗保健研究和发展产生指数级的影响。

为了获得最好的医疗治疗，患者可能需要咨询许多医疗保健提供者，这些提供者可能都有自己的独立医疗记录。医疗记录的共享难题限制了医疗服务提供者之间的护理协调。IOTA 流允许无缝共享数据，同时保证数据完整性。

（3）保证数据完整性

临床研究依赖于数据收集的完整性。当分布式账本技术和医疗保健融合时，最普遍的应用可能是研究数据完整性和数字医疗记录。IOTA Tangle 是一个不变的记录，用以证明研究数据的完整性。IOTA 的可扩展性和无费用的结构意味着可以生成并记录细粒度的实际数据，而不必记录在单个病例报告表中，这是揭示临床试验中收集真实数据证据的新方法。

4.4.2　典型的区块链远程医疗案例

远程医疗是医疗保健的另一个领域，通过在患者和医疗保健专业人员之间引入信任层，可以从区块链技术中受益。基于区块链的远程医疗平台可以验证参与方的身份和数据完整性，并通过提供奖励措施（如信誉评分和代币）来激励医患双方公平交易。远程医疗平台的发展有利于推动医疗市场全球化，实现医疗资源的供需平衡。

在远程医疗领域，远程诊断服务很可能成为区块链应用的前沿。可以预期，在没有患者的情况下，仅基于对医疗数据的定量和定性解释的诊断服务将区块链技术的首要选择。最近，国内外已经启动了不同的基于区块链的远程医疗项目，下面引用远程医疗平台一些示例。

DocCoin 是一项整合了在线医药行业的世界性服务，智能合约向世界各地的医生开放，使得患者可以从世界各地的医生那里获得咨询、测试推荐、药物处方和诊断。

PointNurse 是一个虚拟护理网络平台，用于提供直接的初级护理和护理管理服务。通过使用"护理积分"，护士、医生和其他医疗保健专家可以响应患者咨询的服务。PointNurse

也是一个在线平台，通过连接用户和医疗保健专业人员，实现一对一的视频/文本/语音接口。该平台可通过多个网站、设备和其他方式（如手机、平板电脑和其他手持设备）访问。

OpenLongevity 是俄罗斯的初创公司的平台，包括一个网站、一个包含神经网络的移动应用程序。该神经网络可提供有关生活方式、运动和营养的建议，而远程医疗数据库可根据个人数据获得咨询。OpenLongevity 也可以帮助患者分析关于健康状况、与年龄相关的身体变化的数据，并在此基础上总结出预防/治疗老化的有效方法。

MedCredits 是一个基于以太坊的医疗系统，可以帮助医生使用远程医疗服务诊断皮肤病患者。MedCredits 是一个安全的系统，通过实施基于声誉的系统来分别激励和惩罚诚实和不诚实的行为，从而保护用户免受恶意实体的伤害。此外，MedCredits 实现了通证管理注册（Token-Curated Registry，TCR）服务，通过验证医生的许可证，使网络中的专家能够只允许高质量的医生加入平台。在 Medcredits 中实现的两个基于以太坊的智能合约有助于基于托管协议的自动支付和验证医疗案例。该协议要求患者在上传健康问题描述和支持图像之前，先在智能合约的钱包中存入托管。医生可以访问患者的健康症状，并使用区块链进行诊断和开出治疗处方。作为回应，患者可以申请第二份健康意见（如果需要，通过病例验证合同）。病例验证智能合约会将病例发送给另一位医生，以寻求第二种意见。MedCredits 平台上发布的首款软件 Hippocrates 将集中在皮肤病学领域。

HealPoint 利用以太坊平台实现按需远程医疗服务，帮助患者使用虚拟健康咨询服务与医生分享患者的症状、病史和生命体征。HealPoint 实现的基于以太坊的智能合约可以让患者从全球多个医学专家那里获得第二意见。一个基于人工智能的系统与 HealPoint 集成，以匹配和推荐符合患者健康症状的合适医生。在提供健康服务之前，网络中的专家会验证医生的身份和许可证，以允许或拒绝加入网络的请求。为了处理欺诈，医生需要将他们的股份存入智能合约的钱包中。并且所有与患者的互动都会经过数字签名，然后记录在账本上，以便审计。

Medicohealth 是一个去中心化的远程医疗平台，旨在整合服务于移动健康和远程医疗市场的解决方案。用户通过在 Medicohealth 平台上同步电子健康记录，可以实现信息的安全存储，并实现个人健康信息的安全访问管理。此外，用户可以通过链接到许可机构的数据库检查医师执照，并对医生进行评价。Medicohealth 在给予患者线上医疗帮助的同时，保护他们的隐私并奖励线上提供帮助的医生，以提升医患双方的互动效率。

4.5 区块链远程医疗的发展趋势

在现实生活中，既要实现医疗数据的安全存储和共享，又要确保数据隐私，这是远程医疗面临的一项挑战。设计加速医疗的有效手段会诊，以确认诊断，并提高识别、诊断和治疗疾病的平台，可能推动数字医疗生态系统和其他领域的创新。为了患者能获得更准确的诊断，医学专业人士和研究团体需要获得更广泛的医疗数据以及共享全球性资源的医疗网络。本节提出了与区块链在远程医疗和远程医疗中的适应性相关的几个挑战。

（1）采用区块链技术的挑战

传统的远程医疗系统大多依赖过时的方法来存储、维护和保护患者的数据，这可能限制了医疗参与者和提供者之间的协作机会，增加了系统成本，从而对患者的治疗效果产生深远影响。区块链技术确保授权用户可以通过不可篡改的交易记录和医疗记录来维护和跟踪患者完整可信的病史。然而，意识的缺乏、技术的不成熟和标准的缺乏将使远程医疗参与者无法有效地发挥区块链技术的全部潜力。

① 区块链共识安全问题区块链医疗网络中的节点包含患者、医生和移动客户等，与传统医疗网络架构中的专用服务器相比，抗攻击能力较弱。在区块链医疗网络中，参与的节点地位平等，难以对地理分散的众多节点采用相同的防护手段，攻击者可以选取安全措施薄弱的节点进行攻击，可以破坏区块链医疗网络的同步性。共识机制是用来保证区块链医疗网络中的节点就交易达成一致性的协议。也就是说，满足共识要求的数据存储到区块链上无法被更改，所有节点在主链上达成的共识才能对攻击者有效，即只有节点在主链上达成共识，攻击者才可以无法在分叉链上达成共识。如果攻击者破坏共识协议的规则，就会影响医患双方以及其他参与者维护区块链医疗网络的积极性，导致主链被抛弃，那么产生的交易也将无效。

② 区块链隐私泄露问题通过公有链，区块链医疗网络可以使参与者任意加入或退出，具有较好的灵活性。但是，公有链没有访问授权机制，任意节点（包括攻击节点）都可以加入网络和维护区块链网络，并监听各节点之间传输的医疗数据。由于区块链上的交易数据是相互关联的，攻击者可以直接获取交易数据，结合交易场景信息，可以推测出交易者的身份信息。攻击者利用大数据挖掘技术分析所有关联的交易，得到某交易地址的交易数据流，然后进行检索，就可以发现该地址的全部交易。一旦一个地址的参与者的身份信息泄露，与该地址进行交易的地址也可能具有相关性，会导致更多的用户隐私数据泄露。因此，区块链技术需要进一步研究，制定适合区块链在远程医疗中应用的技术标准和法规，

还应该研究参与组织转向区块链技术的货币激励。

(2) 智能合约的安全缺陷

智能合约持用户编写任意的代码逻辑，一旦部署到区块链医疗网络，网络中的所有节点都需要执行智能合约的代码，且代码不能修改。如果智能合约中的漏洞和错误无法通过传统补丁的方式进行修复，医疗网络就会受到严重影响，攻击者可以篡改和破坏患者的病历。例如，通过重新实施漏洞攻击，具有与另一合约进行通信的专有特权的智能合约可以更改患者的电子健康记录，也可以从合法用户的钱包中取款。但是，当前解决方案不足以识别智能合约中的所有类型的漏洞和错误。因此，在部署智能合约之前，应采取预防措施，通过使用多种工具的不同测试案例，严格测试智能合约的潜在漏洞。

区块链远程医疗和远程医疗服务的发展是一项艰巨的工作。政府应当在个人电子病历、远程医疗建设等领域内起主导推动作用，实现远程医疗的快速发展，发展趋势如下。

1. 支持优化交易速率的平台

远程医疗需要安全、高质量的通信，需要参与者之间的密切协调和协作，以获得最佳的患者体验。远程医疗服务可以产生大量数据，需要快速数据处理才能从健康数据中获得有价值的信息。基于区块链的远程医疗和远程医疗服务系统可以维护一致的和最新的患者病历，最大限度地减少医疗诊断错误。但是，在区块链远程医疗平台中，大量的医疗数据会影响交易成本和待交易的总等待时间。考虑到远程医疗服务的高交易量，分布式账本技术的存储需求也在增加，在现有数据预处理框架中加入额外的边缘层或雾层可以优化交易速率。

2. 支持跨平台交易的互操作性

远程医疗提供者希望远程医疗平台和电子健康记录（EHR）之间无缝连接，以及及时、随时可用的医疗信息，以指导临床决策。区块链平台的互操作性方便了用户之间的无缝通信，而不需要中介进行交易转换和转发。区块链技术打通了区块链系统与传统互联网系统之间的隔阂，降低了不同区块链系统之间的互操作性成本，如一个支持互操作性的平台可以帮助患者完成转诊服务，确保参与者（如医生和患者）在跨区块链平台上安全地进行交易。但是，受支持语言的差异和区块链平台的共识机制等因素的影响，区块链互操作平台也面临新挑战。新的互操作平台应该是快速、安全和容错的，以保护远程医疗用户的隐私。

3. 支持人工智能远程医疗平台

远程医疗利用通信技术和软件为偏远地区的患者提供临床类型的帮助。远程医疗通常用于随访、慢性疾病管理、处方合规管理、医生咨询以及其他可以通过安全视频和音频流远程提供的临床和医疗服务。这打破了时间和空间的障碍，并服务于孤立的社区，拉近了患者与医生的距离。人工智能可消除人为错误成分，并使医疗质量标准化。区块链技术强化了医疗数据的监督，实现了患者的隐私保护。区块链技术和人工智能应用于医疗行业，必将使医疗服务快速、安全的传递。

本章小结

本章主要阐述了区块链技术在远程医疗和远程医疗系统中的应用，讨论了传统远程医疗的突出问题，以分散、防篡改、可追踪、不可变、可审计和安全的方式提供远程医疗服务的优势，探索了区块链技术为远程医疗和远程医疗系统提供的潜在机会，介绍了最近基于区块链的项目，这些项目成功地帮助医生远程提供医疗保健服务。最后讨论了一些需要进一步研究的挑战，分析了远程医疗结合区块链技术的技术优势，以扩展现有基于区块链的系统的能力，改善远程医疗服务。

第5章　区块链与临床试验

临床试验是一类非常复杂的、分布式的、动态的实验，需要控制生物医学研究的成本并保持适当的监督，这给精准医疗的实施带来了前所未有的挑战。目前，生物医药研发外包服务机构（Contract Research Organization，CRO）在临床试验中发挥着越来越重要的作用，是提供必要的后台基础设施、站点管理和人员资源来进行试验活动的权威组织。CRO接收各机构的委托，承担临床试验的任务，并参与临床试验的每个方面，包括设计、试验、记录和生成结果并提交给监管机构。

最新的研究表明，到2020年底，超过70%的试验由CRO进行。中国已成为全球最具影响力的医药投资市场，越来越多的国际医药公司来到中国挖掘新的商机。

CRO向所有试验相关方包括试验发起人、监管机构、试验场所（医院或者门诊）和患者本身负责。但是，CRO的角色可以由更具透明度的技术平台取代，如结合区块链技术来转变临床试验的管理。这样的平台在安全和有效的管理临床试验、提高审查和聚合分析数据，以及防止未发表和后验分析等方面更具成本效益。当前，医疗保健行业的发展速度显著在加快，而"区块链+临床试验"成为这一变化的主要驱动力之一。

5.1　临床试验面临的问题

临床试验是在临床或医学环境中进行的具有前瞻性科学研究。尽管有许多临床试验设计，但是这些类型的试验通过将干预措施、程序、诊断方法、预防策略、治疗药物、设备、生物制剂或治疗方案进行不同组合来研究人的健康状况。这种干预的结果表现为"功效"。

在研发新药或新设备的研究时，药物和设备试验涉及高度受控的研究设计和严格的规程。所有利益相关者必须遵守适用的监管机构的规则，以确保可靠的科学成果和对试验参与者的伦理保护。

目前，新型研发的药物需要进行三个阶段的临床试验，然后才能上市。在小规模、受控和确定的试验对象中进行这三个试验阶段，旨在证实试验对潜在的疾病的作用、记录新药的安全性和确认新型药物具有治疗目标疾病的功效。最后，该药物将提供给目标疾病的所有患者。

合规的试验是证明新药物安全性和有效性的唯一方法。但是，管理的落后严重限制了制药公司将新产品推向市场的能力。最令人不安的失败是那些处于第三阶段的试验。在这个阶段，人们可能认为这种药物的安全性和有效性已经得到了基本的证明，剩下的就是在更大、更多样化的患者群体中确认结果。

临床试验在我国医疗行业的地位已经变得越来越突出，但临床试验还面临着一些问题，具体包括科学理论指导的缺失和试验过程指导的缺失。若这两个问题没有被有效解决，就会对医疗行业产生非常严重的影响。

5.1.1　科学理论指导的缺失

任何决策都需要建立在科学理论基础之上，科学理论是指导临床试验科学体系的最佳证据。在临床试验中，如果靶点选择合适，科学理论充分，那么才能指导临床试验的过程。

区块链技术可以促进不结盟或不知情的各方之间进行无信任的医疗数据共享，有可能减少某些形式的科学试验失败。以试验前科学研究中药物与靶点的选择为例，这需要具有相关专业知识的科研人员反复试验，验证药物与靶点的关系，检验临床试验的准确率，可以将人工智能引入临床试验，并从现有的数据集中学习，选择合适的数据样本，创建更真实的模拟。例如，可以将人工智能引入临床试验，并从现有的数据集中学习，以便能够创建更真实的模拟。但是，由于临床试验数据的缺乏，这些努力将受到严重制约。制药公司目前只能利用已有的数据集和历史数据，而各方都可以从共享数据和目标知识中获益，这样就可以对照其他公司的数据和知识进行分析测试。

因此，区块链作为一种用于将多条临床试验条目链接到用户试验标识的多方审查试验的基本技术，可以提高试验审查的效率和试验的质量。

5.1.2 试验过程指导的缺失

在临床试验中，所有临床试验的失败都可以归结为以下情况：基于科学研究的假设不正确、对疾病及其靶标的认识不正确或者研究使用了不同的靶点（心率、血压等），这样仅能出反映疾病产生的过程，并不能客观地反映药物的功效。

换句话说，如果指导临床试验的科学依据是正确的，那么试验可以避免许多问题。临床试验在整个试验过程中是非常重要的，但现代临床试验还面临着三类问题：患者管理问题、试验管理问题、数据管理问题。

1. 患者管理问题

患者是临床试验的基础，没有患者的参与就无法验证试验，也无法检验药物的有效性。因此，在进行临床试验前，招募志愿者和告知志愿者实情对于成功进行临床试验至关重要。但是患者管理问题经常会出现理解偏差、沟通失误等情况，导致管理效率大大降低。

参与试验的患者数量是否达标，是任何临床试验不得不面临的问题。据研究发现，参与试验的患者不足可能导致试验失败，人口抽样不达标将会导致安全性或有效性失败、试验持续时间增长和成本超支等问题。此外，大众普遍对临床试验研究的认可度不高，而且大多是负面的，这也给临床试验增加了难度。

区块链技术在一定程度上能改善患者管理，如在增强同意授权和试验配合度等方面可提高试验的协调性。但是，单靠区块链技术不太可能解决所有的问题，需要试验参与方共同的参与。

为了获得患者同意书，完成这一任务的方法有很多，如患者可以扫描签署的纸质文档、使用应用程序录制简短的同意确认视频并使用高度安全的公/私钥签署同意书等。但是，区块链使用加密技术实现链上数据的传输，可以更好地解决对患者同意书进行数字链跟踪和签署的问题。

2. 试验管理问题

临床试验涉及临床医生、护士、药剂师和患者等的共同参与，需要各参与方的相互配合，才能确保试验的在预定的时间内持续、稳定的运行。试验管理是一个极其复杂的过程，包括寻求伦理委员会的审批、试验地点的选择、受试人员、被试验人员同意书以及为试验相关的药品和样品的运输安排后勤保障等。

临床试验需要协调成百上千个复杂且相互关联的试验过程，收集各阶段的试验数据，并将结果最终存储在数据库中进行分析，这些都是非常烦琐的。此外，造成一个试验管理失败的原因是多方面的，如偏离预定的试验方案、试验药物和标本的处理不当、不良的临床记录过多、忽视试验方或者被试验方知情权的问题等。如果这些处理不好，试验将无法达到预期的效果。

临床试验涉及大量的试验数据，在形式上有严格的规定和条件，必须遵守严格的试验管理规范，才能保证药物临床试验的质量。智能合约可以验证与整个区块链共有的规则，为整个网络的参与者提供一个中立的公平竞争环境。区块链呈现一种验证步骤，使得参与者接受智能合约的规则来进行临床试验。在适应性临床试验中，通过试验者接受药物的测试后获得的试验数据，从输入区块链的数据中积累的实时统计分析来反馈试验效果，这个方法有利于通过统计分析来干预试验，并以适应性调整试验。如果试验结果正确，那么表明临床试验设计符合预期目标。

因此，在智能合约的基础上，基于区块链的临床试验管理可以确保试验方案不偏离、记录得到保存以及不良试验记录不再成为影响试验的主要因素，提高试验的整体效果。

3. 数据管理问题

临床试验数据管理包括：患者的医疗史，药品样本和试验记录等所有内容，以及监控试验靶点、患者问卷、试验伦理批准、患者同意书、有关药物本身药品生产质量管理规范与市场价值等。这些对临床医学具有极其重要的参考价值。

然而，在临床试验过程中，试验预定方案是指导试验成功运行的规范。首先，如果方案要求受试者在给药后 1 小时采集血液样本，延迟 1 小时后采集样本将无法获取精确的试验数据。其次，在不同的试验地点应使用相同的问卷，如果不同的受试者对同一试验存在不同解释，使用了不同的数据记录方法（MRI 扫描的不同测量方法），将造成试验数据集不一致的问题。最后，如果试验指导规范是正确的，那么试验将测量出正确的数据，数据质量较好。

在临床试验结束阶段，对试验数据的统计分析也是一项极其重要的工作，关乎整个试验测试的成败。然而，临床试验的统计分析也可能出现错误，即错误地提高或降低结果的重要性，以上两种情况都会导致试验的失败。解决该问题的最佳方法就是加强临床试验相关知识的培训。这样，专业试验人员就可以自己处理已熟知的技术问题，提高试验数据的精度。

区块链具有良好的特性，可以改进数据管理和信任，为每个输入的数据都打上时间戳，给参与系统的各方附加标识符，并使用加密技术实现数据的隐私保护，以此确保用户无法篡改数据。区块链规定了参与方的义务和责任，节点数据可被追踪且附属于正确的一方。由于监管机构是区块链的缔约方之一，这将改善最终数据审批的途径，实现实时报告和反馈，并确保所有试验数据都得到报告。

特别地，区块链作为临床试验数据系统的基础架构，使用加密技术增强数据的匿名性和管理的透明性。在进行区块链的试验中还存在游戏化的可能性，以类似用于改善患者依从性的方式来改善数据输入，增加了激励措施。例如，对数据输入进行独立的交叉检查可以为发现错误的人和输入正确数据的人提供直接奖励。

"区块链+临床试验"可以更好地解决数据管理问题，使得在监管机构、研究机构、制药公司、试验站点和试验管理者之间进行更多的协作和数据共享成为可能。

5.2 区块链助力临床试验

当前，临床试验面临诸多问题，制约了临床试验的发展。对于医疗机构来说，解决这些问题成为首要问题。鉴于此情况，"区块链+临床试验"应运而生，区块链已成为临床试验发展的主要推动力，主要包含三方面：改进试验数据记录与存储方式，增强患者的信任，提高临床试验效率。

5.2.1 改进试验数据记录与存储方式

区块链在临床试验中改进了试验数据的记录及存储方式，我们从以下三方面说明。

1. 改进试验数据的记录方式

对于医疗行业来说，改进试验数据的记录方式有利于数据的共享，实时捕获试验信息，增强试验效果。区块链验证各节点的交易信息，实现对异常记录进一步的判断和自动处理。

一般情况下，区块链利用时间戳的方式记录各类交易。这样既可以实现数据的溯源与追踪，又可以使临床试验数据的质量和效率大大提高。此外，试验人员可以直接且快速地访问查询区块链上的有效信息，并且对试验数据深入分析。

2. 改进试验数据的存储方式

在区块链网络中，区块链的任意节点都可以保存网络中的所有试验数据。当任意节点出现故障时，其他节点并不会受到影响；区块链的去中心化和不可篡改性使得区块链上的试验数据被所有的节点共享。一旦试验数据被修改，系统会对数据进行自动对比，并视为无效。区块链的透明化保证了交易的安全性。

在传统临床试验中，所有试验数据都会被存储在中心服务器上，这样会使服务器的负载过高，影响服务器的运行速度，甚至遭到严重攻击。区块链临床试验系统实现数据的分布式存储，每个节点都存有试验数据的记录，不仅可以减少服务器上的存储成本，还可以保障试验数据的完整性，对临床试验的发展产生了深刻影响。

3. 试验数据记录的可信任性

在临床试验中，我们不可能知道一种已批准的药物是如何对每个患者、每种病情都起作用的。在某些情况下，这些问题是广泛存在且不能被忽视的，监管者将要求对试验数据进行审查，以了解更多的临床记录。验证数据更好的办法是将试验数据上链，增强节点之间的相互认证，以此确保试验数据记录的可信任性。

5.2.2 增强患者的信任

在临床试验中，患者需要追踪和控制他们的数据，以保障自己的数据不被篡改。相对于患者而言，制药公司和医疗机构的行为并不总是诚实可信的。一旦患者在不知情的情况下接受临床试验，他们的数据会在未经同意的情况下被篡改为事实。

根据政府制定法规和试验审查委员会要求，临床试验参与者享有试验知情权。临床试验的赞助方已经改进了试验方案来解决缺乏信任的问题，但是并没有完全的得到解决，一些问题仍然存在。

在大多数情况下，患者无法追踪谁使用了他们的数据以及出于什么目的。由于担心自己的数据被误用或乱用，患者并不希望在没有授权或协议的情况下共享这些数据。这些问题可以借助区块链技术来解决，区块链提供了一种固有的安全方式，以确保可以共享大量数据，而不会遭受未经授权的修改或更改，增强了患者试验数据的可信任性。

5.2.3 提高临床试验效率

区块链使用分布式账本技术，可用于记录参与方身份信息、试验数据及试验策略等。这一套安全稳定、透明、可审计且高效的方式有利于提高临床试验的效率和试验效果。

临床试验需要依托人体进行药物研究，以证实药物的有效性和安全性。在每项临床试验中，医生通过一系列问诊、检查、化验筛选合适受试者，需要连续记录受试者对临床试验的反应，有时难以招募足够多的受试者，使得药物持续停留在试验中，影响了试验的稳定性，减缓了药物进入市场的速度，增加了临床试验的成本。对于医疗行业而言，必须找到使临床试验对受试者更具吸引力且负担更少的解决方案。

基于以上考虑，任何区块链解决方案都必须最大限度地减少患者和站点的工作量以及数据风险。如果采用率达不到预期，在培训、复杂性或风险方面成本过高的情况下构建解决方案将成为一种浪费。重新认识临床试验的经验，如以人为中心的设计原则，来提升已知问题并解释典型的人为行为，将使基于区块链的解决方案更适合患者的生活和临床试验的工作流程。

5.3 重塑临床试验模式

5.3.1 企业案例：多站点临床试验

在医学研究中，临床试验试图解决与药物、医疗程序或患者护理等医疗服务相关的问题。临床试验通常由制药公司、公共机构（大学、医院）或非营利组织（患者协会）等发起人发起和设计。临床试验由一组研究人员进行，包括那些在医学上有资格注册和管理试验参与者的研究人员。通常，医学研究人员和其他工作人员使用基于网络的应用程序访问试验信息，并将收集的数据上传到位于协调中心的中央数据库。在传统的临床试验数据管理系统中，当受试者被登记时，会生成唯一的标识号并附加到数据库相应的条目中。

多站点临床试验可跨越多个临床中心网络，并在多个地点进行试验中维护一个数据库来存储与试验相关的医疗数据。临床试验开始前，主办方提出关键的试验问题、临床研究目标、关键决定，包括：待验证的特定假设、参与者纳入/排除标准、需要的参与者数量、试验时间、给药方案（包括给药途径和剂量）。试验主管机构负责管理临床试验、监督质量控制，获取试验数据。

临床试验随后由一组研究人员进行储存、审查和分析试验数据。伦理委员会和独立机构（如中国国家卫生计生委、美国食品和药物管理局（FDA）或欧洲药品管理局（EMA）等）审查试验程序，修订和批准涉及人类的临床研究。然而，大量的试验研究表明，临床试验往往与伦理问题有关，如患者登记问题、患者知情同意、重新同意等，伦理委员会发现的各种不当行为，如一部分报告中存在不当行为的证据，或者报告显示证据未能保护患者安全或者"对知情同意监督问题"，给患者造成严重困扰。

区块链技术的优势是可以防止对临床试验结果的选择性报告和偏见。研究人员和试验管理者都有积极的心态来报告公正的试验结果，破坏公众利益健康数据共享（共享临床试验数据，利益最大化、风险最小化）的事件被及时监督。智能合约正在进入临床试验阶段，其目的是定制临床试验的规则，确保医疗研究方案的真实性。

基于区块链的临床试验主要包括区块链医疗网络、构建安全信道、工作过程三方面。

1. 区块链医疗网络

在建立区块链网络之前，确定利益相关者或参与者及其角色非常重要。

在对多站点临床试验方案进行全面研究的基础上，确定受试者（接受收集数据以进行研究的个人）、研究人员（每个站点负责准备，进行和管理研究的人员，访问从受试者收集的数据和样本，分析结果，不良事件和研究报告）、协调中心（负责协调多站点临床试验的中心）、数据安全与监督委员会（负责定期审查和评估所收集的研究数据的专家组）、机构审查委员会（保护参加临床试验的人类受试者的权利的委员会）等参与多站点的临床试验测试。

假定参与多站点临床试验的每个人员都是区块链网络中的一个节点。节点可以表示研究人员、代理（主题代理）或机构审查委员会。在一个标准的区块链网络中，每个节点维护一个单一的账本，并根据智能合约进行操作。智能合约执行预先批准的研究协议指南，包括收集、存储和共享试验数据的方法。原始数据可以直接存储在账本上。然而，大规模数据（如可穿戴传感器读数或基因组数据）通过加密密钥将其与账本链接，比存储在区块链更具有优势。

2. 构建安全信道

对于多站点临床试验，区块链网络支持多种信道，每个信道维护一个单独的智能合约和一个账本。它通过使所有数据（包括交易，分布式账本，成员和信道信息）对于任何未明确授予访问该渠道访问权限的成员不可见和不可访问的方式来确保机密性。在多站点临床试验中，可创建受试者招募过程、试验监测过程、数据分析过程、研究报告过程，实现区块链上的数据共享。图 5-1 是基于区块链的临床试验分析框架。

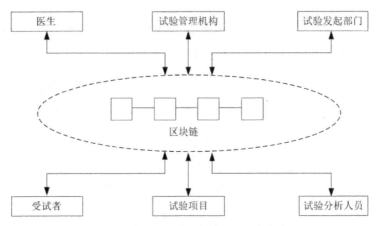

图 5-1　基于区块链的临床试验分析框架

临床试验可以确定新模型和新药物，需要不同组织在有限时间内激活异构聚合数据，也有利于临床试验的分析和评估。区块链模型促进了多中心临床试验的控制，增强了临床试验同意的透明性、可追溯性、临床试验数据的权威性和可扩展性，并可以改善患者的体验，提供合理的治疗方法。

一种基于区块链的多站点临床试验系统提供了多站点临床试验管理数据的专用信道。每个参与者维护一个账本，并根据其成员通道的智能合约进行操作，确保了信息的一致性，同时限制了通道成员的数据交易和未经授权的数据访问。一般情况下，基于区块链的多站点临床试验系统的主要过程可分为以下四个阶段（如图 5-2 所示）。

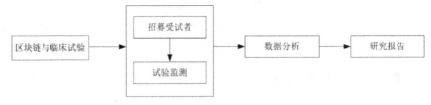

图 5-2　基于区块链的临床试验过程

（1）招募受试者过程

受试者被进行资格审查，经过审查有资格的人员才能参加临床试验。包括试验同意书和受保护的健康信息等。此过程对应临床试验中的意向管理系统，确保只有区块链网络中的成员才能访问此类敏感数据，研究人员收集受试者的临床试验数据。

（2）试验监测过程

当受试者同意参与研究时，试验地点或诊所定期从他们那里收集原始数据或样本。该信道的成员可以访问从受试者收集的研究数据、每次访问的活动、测试结果和试验期间经历的不良事件案例。

（3）数据分析过程

试验分析人员对未识别的数据进行分析，深入了解研究的有效性，以便实现再次共享、识别数据，并进行分析。

（4）研究报告过程

临床研究报告是描述试验方法和结果的详细文件，集成了临床和统计描述、演示和分析结果。一个由研究人员、监管机构和受试者共同完成的临床试验过程将有助于研究报告的一致性。

在上述过程中，每个节点维护一个对应其每个成员通道的账本，每个通道内的交易由自己的智能合约管理。

3．工作过程

区块链作为一个分布式数据库，维护一个不断增长的交易记录列表，这些记录被组织成区块，使用共识算法，允许不受信任的各方在一个共同的状态下达成一致，同时防止篡改。存储在区块链中的有效交易由发送方进行数字签名和时间戳，以加密的方式提供给特定时间点上记录的来源和存在的不可辩驳的证据。智能合约可以充当可信的管理员，通过不可更改地捕获可能受到操纵数据的各方面，包括试验注册、监测、数据分析册和研究报告，提高临床试验中数据报告的透明度。

（1）试验注册

每个临床试验方案都定义了一组符合规则的临床试验标准，这些标准确定候选人是否有资格（候选人的年龄、性别、试验条件等）参加研究。试验注册功能在智能合约的支持下实现候选人注册并将其数据添加到账本之前的检查一组试验约束。由研究人员负责数据的识别，他们可以触发智能合约功能，并将临床信息与受试者的可识别信息分离。在注册时，收集自受试者的所有敏感信息（如同意信息）可以存储在账本中。智能合约可以进一步检查成员是否尝试调用特定功能。例如，受试者可以尝试读取其由账本上的研究人员存储的数据。同样，试验成员可以对此账本具有读或写访问权限。将此类敏感信息限制为网络中指定成员的访问权限，提高了数据保密性。

（2）试验监测

试验监测信道在试验过程中收集和管理不同类型的数据。在一项多地点网络中，每个医疗机构根据方案中规定的活动时间表进行一组给定的活动。这可能包括收集受试者的问卷或样本、进行实验室测试和报告不良事件。此通道的智能合约规范可以验证与计划活动相对应的数据是否在批准的时间线内输入到系统中。在输入数据之前，它可以进一步检查是否满足特定的预先要求。

在多地点试验中，所有站点实施单一智能合约，进一步符合伦理委员会批准的规范和一致性的数据需求，确保了从不同地点收集的数据来源和质量。

（3）数据分析

从受试者身上收集的数据可被分析员共享，进行二次数据分析。智能合约限制未经授权的数据访问，检查存储在账本上的授权信息，以确保请求的有效性。一旦符合合约规则，请求会被批准，实现医疗数据共享。

（4）研究报告

临床研究报告是包含临床和统计描述、报告和分析的综合报告，还包括样本病例报告表、与研究产品相关的信息、技术统计文档、患者数据列表和技术指标。智能合约是驻留在区块链上的脚本，允许临床试验多站点流程的自动化。智能合约可以访问交易日志、自动生成审核、评估参与站点的性能和试验有效性，从而减少了人工参与审核的负担和报告不足或报告错误事件的产生，提高了监管机构的研究报告的可信度和完整性。

5.3.2　典型的区块链临床试验案例

基于区块链的解决方案还可以提供具有竞争力的临床和试验数据共享机制。即使在非合作的研究和药物开发场景下，区块链可以有效地跟踪和管理临床试验的各方面，如数据管理、同意管理、跟踪药物使用的副作用等。然而，医药公司可能有动机歪曲临床试验结果，如夸大新药的效果、规避副作用等。在基于区块链技术的开放研究生态系统中，研究结果是透明的，研究结果是经过验证的，这使得对结果的错误描述变得困难。当前，医疗公司纷纷试水区块链技术在临床试验过程中的研究，主要案例如下。

Ravaud 展示了区块链如何以可信和开放的方式管理临床试验的同意书、数据和结果。临床试验的推广和管理的创新对于药物研究的进步至关重要。很多临床试验超出了预算和时间表，临床和试验数据的竞争性共享可以加速研究和发现。

Clintex.io 采用了混合研究方法，将人工智能、机器学习与区块链结合，帮助研究人员创建和维持一个成功的临床试验，构建基于人工智能的预测、现场调查、患者招募和保留、基于风险的监测、数据可视化等协议，将区块链技术和人工智能的真正力量带入临床试验。

Trials.ai 使用人工智能的重点是注入人工智能的数据调查，帮助临床试验找到最佳的地点、参与者和协议，最后帮助他们的试验成功。Trials.ai 试验平台通过机器学习并利用最先进的人工智能来优化临床试验方案，以提高速度和效率。

5.4 区块链融入临床试验的发展趋势

临床试验是一个漫长的过程，涉及多个不结盟方围绕一个共同目标进行协调和管理。区块链技术提供了安全的、分布式、自动化的试验场景，有利于推进临床试验的研究进程，具体发展趋势如下。

1. 增加额外的边缘设备，提高临床试验数据的交易率

区块链支持的临床医疗和临床试验需要医疗参与者之间的密切协调和协作，以保持患者的试验数据的一致性，最大限度地减少临床试验错误。临床试验可以产生大量的数据，需要快速的数据处理才能从临床试验数据中获得更好的试验效果。然而，在现有的区块链平台中，大量的临床试验数据增加了交易的代价和待确认交易的总等待时间。在现有的数据预处理框架中增加额外的边缘设备可以提高交易效率。

2. 支持跨平台的临床试验交易

基于区块链的解决方案可以在可靠性、可追溯性、透明性、数据来源、审计、信任和安全等方面提高临床试验的质量。临床试验也要求试验参与者（包括试验发起方和受试者）实现跨区块链平台安全地进行交易。区块链平台的互操作性支持有助于用户无缝地相互通信，而不需中介进行交易转换和转发。区块链技术可以通过确保严格遵守患者同意书中规定的规则，在使用智能合约成功保护患者的健康数据方面发挥重要的作用。因此，推进区块链技术创新，减少交易处理时间，可以大大提高其对医疗行业的适用性。

3. 5G、物联网技术、人工智能等技术综合应用、推进临床试验的综合效果

人工智能和大数据提高了数据整合的力度，而区块链保证了整个流程中数据传输的可信性和透明性，多站点、多部门协作和跨平台数据有了更加安全、有效、低成本的交易机制。人工智能有助于研究医疗大数据，识别模式，并生成算法来解释这些现象；也可以帮助研究人员更快地产生更准确的假设，使药物发现过程更便宜、更有效，还可以分析电子病历和医疗数据的数据库，以确定隐藏的模式，从而快速确定疾病的潜在特点。5G 是经济发展的新引擎，具有高速率、高可靠性、低时延等特点，可促进医疗信息的快速、稳定、持续地传输。

以上几种技术可以扩展相关技术的效果，推进医疗健康领域的可持续发展。

本章小结

区块链也是临床试验研究中数据收集和治理的一种新方法。区块链技术为临床试验研究带来了重大机遇，可以帮助构建更透明的可检查方法，即如果定义了一组核心元数据，区块链可以以透明和部分算法的方式检查临床试验的完整性。本章基于临床试验研究分析区块链的核心价值，分别从临床试验面临的问题、区块链助力临床试验、重塑临床试验模式以及区块链融入临床试验的发展趋势等方面分析了区块链应用的核心价值，并从交易成本、协作效率和监管等方面突出了区块链技术在临床试验应用中的效果。

第6章 区块链与基因组学研究

基因组学是遗传学中的一个领域，涉及生物体基因组的测序和分析，也就是生物体的一整套遗传物质。人类基因组由大约30亿对分布在23对染色体上的脱氧核糖核酸（DNA）碱基组成。然而，我们不到1%的基因组代表了人类之间的差异，这可能隐藏了一些问题，如疾病复杂且难以识别。本质上，一个人的基因组包含许多基因变异，其表现特征都是独一无二的。有些变异与眼睛颜色或血型等外观的差异有关，而有些变异则与特定疾病的易感性有关，一些变异的因素尚不清楚。科学家通过对人类的基因组进行测序，破解基因组与疾病之间的关系，并确定导致疾病的重要因素。

随着基因组学技术市场的快速增长，各国对基因组学技术的研究投入也大幅增加。之所以会出现这样的情况，不但因为基因组学技术对于人们健康的研究起着十分重要的作用，而且基因组学技术想把各种系统性风险降到最低。然而，对于基因组学技术来说，这样的投入是非常必要的。区块链技术独有的特性可以对现有的基因组学技术产生深刻影响，主要体现在：存储用户的数据记录、随时更新各种各样的记录、实现记录信息的关联共享……"区块链+基因组学"成为未来的主要发展趋势。

6.1 传统基因组学的突出问题

美国国家基因组研究所（NHGRI）将基因组学定义为"涉及将有关个人的基因组信息（也称为基因组数据）用作其临床护理（如用于诊断或治疗决策）的医学学科"。人类基因组计划完成后，基因组学应运而生，因为该计划的首要目标是"增进我们对生物学和疾病的了解并改善健康状况"。基因组学主要包括：遗传分析、基因表达测量、基因功能鉴定和生物信息学。

目前，DNA 测序技术已经取得了长足的进步和突破，但这些技术仍然有巨大的改进空间，也存在着诸多的技术和应用瓶颈，如准确性、测序长度和成本控制等。

1. 基因组数据的准确性问题

基因变异是指基因组 DNA 分子发生的突然的可遗传的变异，这些变异可能与不同人种之间疾病的原因发现和预防有很大的关联性。一些公司利用现有的研究直接对消费者进行基因测试（DTC-GT），不需临床中介即可为消费者提供原始的基因组信息和摘要报告，这些报告描述了消费者的遗传变异并导致健康的状况。

据统计，23andMe 存储了大约 500 万份基因型客户资料，Ancestry 存储了约 1000 万份。这些公司针对每份个人资料会收集大约 300 个表观型数据，以此来了解每个人的健康情况和生活习惯。

表观型是个体的一组可观察的特征，这些特征是个体的基因型与环境相互作用的结果。由于大部分表观型数据来自直接观测和现有的技术发现，因此数据质量准确度不高，而错误的数据将直接影响医疗研究的准确性。

2. 基因数据滥用问题

Nebula 公司进行的一项调查发现，当人们被问及是否会考虑对他们的基因组进行测序时，隐私和伦理方面的问题远远超过了所有其他因素。在另一项对 13000 人进行的研究中，86% 的人表示他们担心自己的基因数据被滥用，超过一半的人表达了对隐私的担忧。

3. 基因组有效性问题

随着一些公司（如 Ancestry 和 23andMe）不断创建和引入新的健康产品，供需市场力量进一步促进了基因组学的发展。同时，消费者可以下载并共享他们的基因组信息，以及直接向其医疗保健提供者、家庭和其他感兴趣的第三方（如研究人员和保健产品开发商）报告。然而，这些测试的临床有效性和实用性仍然受到科学界和医学界的争论。

6.2 个性化医疗

个性化医疗（又称为精准医疗），是指以个人基因组信息为基础，根据蛋白质组学、代谢组学等相关内环境信息，针对患者的情况设计最佳的治疗方案，以期达到治疗效果最大化和副作用最小化的一种特定的医疗模式。个性化医疗是对不同群体的患者进行治疗的医学方法，旨在对个体患者进行医疗决策、实践、干预和药物治疗。今天的个性化医学建立在相关领域的基础上，包括临床医学、生物学、大数据分析和遗传/基因组学方法，这些方法能够提供对疾病和遗传分析的理解。

每个人都有自己独特的基因组序列，且个体之间的差异很小。虽然大多数个体间的差异对他们的外表几乎没有什么影响，但在某些情况下，这种微小的差异（如不同个体的基因组中有99.9%的基因是相同的，仅有0.1%的差异）可能导致两个人之间产生显著差异，决定了每个人的与众不同——性别、体貌特征、情绪甚至疾病。此外，这些变异会对个人的健康产生重大影响。个性化医疗依赖于分析一个人的DNA、RNA、蛋白质、微生物群和表观遗传学组成的技术，可以为某种疾病或条件量身定制特定的医疗解决方案。在个性化医疗中经常使用的工具之一是DNA测序，覆盖了人类基因组的一部分或全部，揭示突变、缺失、重复等变异。研究DNA，找到疾病产生和发展的影响因素，可以在一定程度上有助于疾病的预防和制药研究。

6.3　基因测序

人类DNA存储了大量定义我们是谁的数据。通过DNA分析，我们可以了解我们的身体特征、智力、先祖和遗传疾病的遗传风险。基因测序是检查DNA并确定DNA特定部分与遗传状况之间关系的过程，有助于识别遗传条件或疾病的风险，这些风险随后可转化为预测性的和/或积极的医学治疗。

传统的基因测序需要研究人员（通过采集血液、唾液或口腔拭子）来提取DNA样本，然后送到基因实验室进行分析，最后通过试验分析其显著性，对结果进行解释。

近年来，基因测序的方法略有不同，消费者通常通过提取血液、唾液或胸腔积液样本，或专业的信使上门收集样本，将结果以电子方式发送给客户。在线咨询服务或通过电话提供的遗传咨询服务取代了传统的与遗传专家面对面的交流。

人们渴望个性化的健康计划、评估健康风险、预防疾病，以及在疾病发生时实施更精确地治疗。随着个体化医疗和临床基因组学研究的发展，人们对直接参与基因测序服务的需求越来越广泛，提供基因测序服务的公司也越来越受追捧。

6.4 基因组学的市场前景

基因组学市场正在快速增长并且前景广阔。根据美国调研机构大观研究（Grand View Research）发布最新调研结果，从 2010 年的 59 亿美元增长到 2020 年的 221 亿美元。基因组学是随着人类基因组计划的完成而出现的一种新兴的医学实践，在提供临床护理时考虑个体的基因组信息。大型和新兴的直接面向消费者的基因测试公司，如 Ancestry、23andMe、Luna DNA 和 Nebula Genomics，利用了人类基因组学的研究成果，在没有临床中介的情况下，为消费者提供基因健康测试服务。直接面向消费者的基因测序公司带动了前所未有的供求市场力量，进一步推动了基因组学的发展。

目前，越来越多的消费者参与基因组学测试，以了解或预测他们的健康、血统和其他个人健康因素，并且不需医疗中介或通过基因组学公司随时可以进行基因组测试，基因组学消费者参与度的不断提高和基因组学的快速发展表明，利用好这些信息，使用和共享其原始基因组信息，可以更好地满足消费者的健康需求。

在一些行业领域，如公共卫生从业者和卫生保健提供者，也被鼓励使用和共享基因组信息，特别是当基因组信息可以与表观型数据、健康调查数据以及在"真实"环境（如地理区域）中生成的数据、消费者可穿戴数据等，以揭示有关遗传、行为和环境的相互关系。这些数据将形成特定的见解可能对患者、消费者和其他利益相关者具有一定的实用价值。

6.5 区块链融入基因组学

区块链融入基因组学是将区块链技术应用到基因组学上而形成的数字传递方式。通常来讲，区块链融入基因组具有以下优点。

1. 可实现数据价值传递的去中心化

在传统的基因测序过程中，数据受制于中心化管理，基因的交易大多在交易中心完成。但是将区块链技术与基因组学结合后，不再需要如医院这样的第三方中介依然可以完成基因组学服务等，基因交易的过程会变得更加快捷。

2. 有效预防基因信息滥用

区块链具有不可篡改和全网公开的特性，数据实现加密传输，可以防止完成交易过程中发生基因信息泄露而造成滥用的问题，从根本上解决了数据不同步的问题。

区块链系统可以提供独特的机制来阻止欺骗的发生。如果发现某人试图隐瞒自己的健康状况，那么他们的加密货币存款就会被扣留，减少医疗领域的病情错报问题。

3．改善监督交易环节

区块链的优势在于能够依靠程序算法来确认并记录相关信息，还能把这些信息存储在所有关联的节点中，具有高透明度、信息不可篡改、使用成本低的特点。

在基因测序过程中，人工和监管环节都不可避免地会存在人为操作失误的问题。区块链技术可以更好地优化人工和监管环节，降低管理成本。与此同时，在区块链技术的帮助下，监管的公正性和准确性也能有所提高。

4．降低人工参与度

区块链网络代表的是一个去中心化的网络，这种网络与传统中心化组织系统的网络不同，不是依靠一个单一的中央服务器对网络进行控制，而是通过在网络中设置多个节点的方式来实现去中心化。区块链网络中的每个节点都拥有整个账本的完整副本，因此区块链网络建立的公开账本是透明且可共享的。

利用区块链技术可以建立一个非常可靠的数据库，而且这个数据库具有高度真实性、可信度和信息可追溯等特点。这在基因组学市场有着巨大的发展潜力。

与此同时，区块链通过哈希算法建立起来的信任机制，以及时间戳带来的不易篡改的性质，又使基因交易的各环节都能被所有参与者掌握，整个过程公开透明。

由于监管过程中的基因交易信息可以直接从区块链网络中得到，因此人工的手动参与环节减少，实时监管交易过程的成本也降低了，提高了工作效率。"区块链+基因组学"也能够确保监管机构得到更可靠的监管数据。

5．统一安全凭证

区块链具有统一安全凭证的功能，主要有以下两个原因。

第一，区块链的信息记录时序统一，区块编号无法被篡改。区块链采用哈希函数来实现信息记录时的时序统一和信息的不可篡改。哈希函数可以帮助区块链系统固定交易记录的存储位置，以让区块链具备不可被篡改的特性。

第二，区块链使用"背书转让"来验证交易记录。"背书转让"是一种转让方式，是基因数据等原始文件最常用的转让方式，要求权利持有人在基因数据中加上自己的名字。这样做有两个目的：一方面，表明当前权利人同意并确认权利转让；另一方面，用于追踪交易来源。

区块链系统中记录的账本数据是公开透明的，这也体现了区块链的账本数据有多个副本存在的特点。正是由于多个副本的存在，区块链系统中的数据信息才不易丢失。区块链采取全分布式存储的方式使账本数据拥有多个副本——先在区块链网络中放置足够多的节点，再将那些已经被全程记录下来的数据进行同步，同步的地点就是区块链中的所有账本，如此一来就会产生足够多的账本数据副本，区块链数据信息丢失的风险也被降到最低。

基于遗传分析的架构可以用来存储和处理与人类有关的遗传信息。对这些信息的分析可以用来预测疾病流行的情况，也可以通过考虑某些基因特征来发现对某些疾病有抵抗力的人。在这种架构中，DNA 信息可以存储在区块链中，然后用户可以使用基于隐私保护机制的智能合约与相关专家共享密钥。智能合约可以大规模实施，维护数据安全，确保以透明的方式将患者的 DNA 信息存储到区块链上。

6.6　重塑基因组学模式

各大基因公司，如 DNAtix 基因公司、Mapmygenome 公司、Luna DNA 公司和 Nebula Genomics 公司等，都在区块链应用的道路上不断探索，希望可以早日实现区块链与基因测序的完美结合，助力基因组学工作的迅速发展。

6.6.1　企业案例：DNAtix 基因平台

DNAtix 是一家在遗传学和区块链应用领先的公司，提供匿名和加密的遗传服务，以更加透明、可访问、适用和安全的方式共享基因数据，包括：通过直接面向消费者（Direct To Consumer，D2C）平台对数字化 DNA 序列进行分析，存储和传输。应用程序开发人员、计算机工程师和代币矿工与基因学专业人士合作，创建基于区块链的新应用程序，这些应用程序将为消费者提供一系列基因测试，可能改变我们对已有的医学的认知。此处就区块链技术在 DNATix 中的应用进行讨论。

1．DNATix 平台

DNAtix 直接面向消费者（D2C）平台提供完整的基因组测试以及对区块链上的服务和解决方案的访问，允许研究人员使用 DNAtix 基础结构上存储的匿名 DNA 进行测试，进行研究和设计新的治疗方法。

任何人都可以匿名将部分和/或全部基因组序列上传到 DNAtix 平台上，可以访问他们的基因组数据，可以根据这些数据做出明智的决定，即 DNAtix 趋向于让用户拥有其遗传数据的所有权，管理当前的健康信息，从反应医学转向预防医学。

2．DNATix 虚拟机

DNATix 虚拟机作为 DNATix 区块链的节点运行。DNATix 正在开发自己的虚拟机，作为 DNATix 区块链的一个节点运行。DNATix 虚拟机将由基因生态系统中的不同参与者（服务提供商）进行分发和解析，这些参与者包括基因实验室、基因研究机构、基因研究人员、医院、提供全基因组测序的公司、加密矿工等。

3．实现基因数据的隐私保护

DNATix 代币：最初的 DNATix 代币是基于以太坊的代币，且代币以可预测的方式在以太坊区块链中工作，在 DNATix 基因生态系统中使用。

DNATix 基因钱包：建立基因世界与区块链之间的联系，上传基因数据到基因链。

存储基因数据：为了在 DNATix 区块链上存储 DNA 序列，这项任务由一个专门设计的智能合约来完成，嵌入 DNATix 代币。使用 DNATix 钱包，用户可以加密他们的 DNA。作为拟议过程的一部分，下一步将使用 DNATix 团队设计的复杂压缩和加密算法。一旦压缩，数据就会存储在安全的 DNATix 区块链上。

转移基因序列：在 DNATix 区块链上传输 DNA 序列仅仅意味着赋予第三方特定且已定义的访问权限，以访问存储在 DNATix 区块链上的特定 DNA 序列。

利用大量的 DNA 序列数据库，基因专家将能够研究、进行测试，并找到解决遗传学世界中一些最难解开的谜团的方法，同时为那些自愿提供数据的人提供回报。一旦用户授予访问权限，他将获得 DNATix 代币奖励。

基因序列的测试：基因序列计算由矿工和遗传服务提供商在网络的不同节点上运行。区块链共识机制可确保基因数据保持高度完整性，这对于此类数据的敏感性至关重要。发起计算的一方将被要求支付一笔交易费用，该费用将与发起计算的复杂性成比例。该费用将作为采矿费用提供给执行计算的矿工。

DNATix 的基于区块链的平台可进一步提高全球基因组服务的可用性和可访问性，社会正在朝着向大众赋予个人基因组学方面又迈出了更重要的一步，即打开了预防、预测、个性化医学的大门。

6.6.2 典型的区块链基因组学案例

个人基因测序具有广泛性的普及度，每天数以千万计的人在做基因测试，以确定个人病变的基因，实现提前预防和治疗，其中大部分人基本上是免费提供基因数据，并允许测试公司转售他们的数据，而数据被出售人在数据被出售时既没有发言权，也没有任何回报。因此，全球 70 多亿人对安全储存基因的方法也有了越来越强烈的需求。

EncrypGen 的基因链市场是世界上第一个以区块链为媒介的基因数据自由市场。用户可以免费获取测试数据并上传、创建档案、设置价格，并直接通过区块链使用$DNA（原生加密货币）进行支付，并且对所有交易都有永久的审计跟踪，提供了更大的透明度。

DNA.Bits 针对当前医疗记录保存容易泄露患者信息，通过区块链来保存患者的基因、疾病、健康信息，对个体信息和医疗信息进行追踪，并对其加密，利用安全、认证、匿名的方式对于用户的健康相关数据进行标记跟踪。DNA.Bits 可以在不建立中央数据库的情况下，将不同数据源的数据聚集在一起，利用许可链平台解决与大数据、基因和相关临床数据的持续共享相关的问题。DNA.Bits 针对基因级别的疾病，利用区块链加密的强大功能，以安全、认证和匿名的方式标记、跟踪和交叉分析健康相关数据，保护用户的隐私。DNA.Bits 最大的优点在于使得患者不必担心自己的隐私泄露的情况下，就可以得到治疗，而不妨碍医务人员对疾病进行追踪。

6.7 区块链结合基因组学的发展趋势

基因组学研究和临床决策越来越依赖于一些权威数据库，这些数据库大多是公开的，并通过同行的科学贡献不断丰富。鉴于数据的动态性质及其在基因组学敏感领域的应用，确保检索到的数据完整性和不可否认性非常重要。也就是说，确保检索到的数据在检索后不能被修改，并且数据库不能否认特定数据是基于特定的查询。其具体发展趋势如下。

1. 采用现代信息技术，提高基因数据追溯力度

区块链技术在基因组学中的应用能够使追溯的信息得到有效整合、流通、共享。但是源头基因数据"上链"过程中的真实性和是否正确与区块链技术本身并没有密切的联系性。具体地说，区块链技术在一定程度上限制了信息流的造假行为，提高了造假成本。如果要完全解决造假问题，还需要物联网、人工智能等相关技术配合区块链技术进行防伪。综合这些额外的防伪手段可在一定程度上杜绝源头造假问题，从而打造更可靠的基因供应链。

2. 构建存证价值观

伴随着基因组学的高度发展，"存在性证明"是社会信用体系的基础。安全、可靠、可信的信息对于降低资源成本、形成良好社会生态秩序起着十分重要的作用。基因组数据要确保本身不可篡改、高度安全、方便验证，区块链技术的运用，基因组数据数字化后都可以在区块链平台上进行确权认证，并进行交易，数据的所有者和分享方通过私钥转移完成交易。区块链存证有利于确保存证对象的完整性、一致性。加快建立和完善"区块链+基因组学"标准体系、优化标准布局，形成良好的存证价值观。

3. 完善区块链技术在基因组学的研究进程

区块链技术在医疗领域的应用目前还处于初期阶段，要做好"区块链+基因组学"项目，必须解决制约基因组发展的痛点问题，进一步建立多方合作体系，完善区块链技术在基因组研究的应用，促进基因产业链的发展。

本章小结

医学的新领域是个性化医学，医生将能够根据患者的基因推荐最有效的药物。越来越多的先进技术将使基因组学研究成为无价的信息之源。区块链融入基因组学解决方案是以一种新方式结合了最新的区块链技术，以促进基因组数据的获取，并鼓励基因组学数据的所有者共享基因数据，保证了基因的安全。本章从传统基因组学的突出问题、个性化医疗与基因、基因测序、基因组学的市场前景、区块链结合基因组学的发展趋势等方面进行了介绍，阐述了在实际应用场景中如何通过区块链解决基因数据安全共享的问题。

第7章 区块链与药品供应链管理

假药可能根本无法帮助患者：药物并不能治愈患者，还会影响患者的健康，其副作用甚至会危及患者的生命。药品从制造、运输、存储到分销经过了一些连续过程，每个过程可能由一个或多个公司、供应商或利益相关者处理。药品供应链的网络体系十分复杂，药品欺诈是需要特别关注的问题。

区块链独有的技术特性可以对现有的药品供应链管理体系产生深远的影响，主要体现为：药品数据的公开透明、随时更新各种各样的记录、实现药品记录信息的关联共享等。由此看来，"区块链+药品供应链管理"也成为未来的发展趋势。

7.1 药品供应链管理面临的问题

药品从原材料采购、生产、流通和使用，其生命周期的每个环节都会影响到药品安全。目前，现有的供应链管理系统无法紧跟全球变化的步伐，使得药品供应链管理在药品监管过程中变得越来越突出，但药品供应链管理还面临着一些问题，具体包括三个：药品供应链数据获取难、药品数据可信度和透明度低。这些问题对医药行业产生深远的影响。

7.1.1 供应链数据难获取

在传统的药品供应链市场中，监管部门对药品流通进行监管工作的成本非常高。由于医药部门各自运行独立的业务系统，所以无法形成统一的数据标准，药品供应链管理面临的第一大难题是数据难获取。主要原因包括如下。

1．药品供应链管理数据分散

目前，药品在流通过程中出现各自为政、区域分割和信息孤岛的问题，各地药品信息管理系统过于分散，难以形成合力。一般情况下，医疗行业的信息系统类型和数据管理系统各有不同，数据类型不断增多、结构日趋复杂、数据采集标准尚未统一，增加了数据管理的难度，因而药品流通信息的准确性和完整性也会受到较大的影响。

2．缺乏实时数据采集机制

药品流通数据是动态变化的，必须实时更新数据，以便得到有效的利用。从整个流通过程来看，没有实时的数据采集机制不仅影响了数据更新的及时性，还影响了数据的有效性。

近年来曝光的一系列丑闻，如假药品事件、假疫苗事件等，由于监管系统结构复杂，数据隔离，导致不能快速、有效、精准地追责或者召回有问题的商品。在我国，药品信息一般归药品管理部门所有，但这些信息没有被很好地交换和共享。如果利用区块链把药品流通信息记录和存储下来，使其独立于药品管理部门而存在，并让第三方可以凭借公钥获取，就可以进一步确保这些信息不丢失。区块链技术能实现数据的不可篡改性，并且药品数据存储于各参与方，可以被实时地获取和追溯。区块链记录了药品数据从原材料生产、加工、包装、销售等信息，这些存储在区块链上的信息可以被快速获取，对于处理应急事件很有帮助。

7.1.2　药品欺诈风险高

假冒商品在许多行业普遍存在，但影响最大、最具破坏性的莫过于制假药品。目前，药品供应链极其复杂，其中药物开发、原料药制造、配方、制造商、分销商和药店往往会在全球范围内循环。

药品安全关系到国计民生，人民群众与药品相关的任何安全问题都高度关注。药品的假冒伪劣等安全问题可能存在于从生产、流通，到最终销售的所有环节，这些环节分布范围广泛，涉及参与方众多。相对于工业化流水线生产出来的普通药品，中药材、疫苗等的安全涉及环节更复杂，或者在生产环节涉及药品生产活动，或者在流通或者销售环节涉及特殊的管理要求。由于药品只能通过不同的复杂分布式网络进行检测，因此很难检测到假冒产品，从而为假冒产品进入真正的供应链提供了机会。

更严重的是，合法药品供应链也有多个潜在的泄漏点、库存流动的有限透明度等问题，这些都为犯罪分子从事违法活动提供了条件。

7.1.3 可信度与透明性低

传统医疗一直饱受诟病，患者深切感受到医院就医流程烦琐，效率低下，对时间成本和经济成本造成极大浪费。医生与患者缺乏深入交流、互不信任、医患关系差、矛盾冲突不断升级、医疗服务质量堪忧。日益膨胀的医疗数据搁浅在不同的医院，大多因闲置存储得不到充分挖掘和利用，医院之间的数据也各自孤立，彼此不共享，造成信息分散不集中。

药品供应链包括从原材料、药品开发、原料药生产、配方、包装和最终消费等所有与药品信息流相关的活动和过程，往往会在一定区域内多次循环。药品供应链管理对于医药企业生命是至关重要的，低投资、高回报的产业运作是供应链管理的核心目标。尽管信息技术有效地支撑了传统的药品供应链管理的运转，但是受传统的中心化技术架构的限制，药品在各信息系统之间流转的数据无法实现有效可信的同步。其次，各药品销售系统的数据都由各自独立集中管理，难以发现假冒品，给药品供应链带来了极大的安全隐患。

7.2 区块链融入药品供应链管理

区块链技术似乎具有一定的魔力，可以深入到很多行业，药品供应链管理就是其中之一。区块链技术不仅可以解决"信用数据孤岛"，还可以最大限度地消除数据冗余，推动药品供应链的良好发展。

7.2.1 实现药品数据安全共享

假冒或不合格药品的流通可能给患者带来可怕的后果，但这是制药行业面临的普遍问题，区块链技术能优化药品供应链管理。从技术角度看，区块链不仅可以为相关数据的隐私提供有力的保护，还可以实现信用数据的共享，使得验证变得更易于管理。例如，对于药品供应链相关行业的数据共享交易，在区块链的基础上建立联盟链，搭建数据共享交易平台。这不但可以最大限度地降低相关各方的风险和成本，而且可以大大提高数据的存储、传输速度和交易信用。

区块链允许人们跟踪医疗数据的"旅程"，包括有效的时间戳。这在药品供应链中都很有价值。例如，在医疗保健服务供应链（患者、医护人员、工作室、配药点和药品供应商）

中，区块链网络以分布式对药品进行数字化存储和加密，实现药品销售信息的安全共享。

区块链和新兴技术（如物联网和先进的传感技术）的集成将使物流活动的实时监控得到改进。更好地披露供应链活动和提高供应链参与者之间的问责制可以缓解企业之间的纠纷。此外，分布式账本系统还减少了传统孤立数据库之间的对账需求。从这个意义上说，利益相关者可以在进行交易时获取价值并降低风险。

7.2.2　实现药品可信任和透明性

可信任和透明度一直是药品供应链活动中的关键问题，典型的痛点包括关键中介机构、流程交接、过度集中的业务运营等。药品信息透明性的功能涉及多方面，区块链上的参与方共同拥有数据，所有医药数据对每个节点都是透明的，任何一方都可以验证节点上的数据的有效性。另外，药品供应链上的智能合约由参与方共同制定，智能合约代表着一种契约或者合同，其内容与各参与方的利益息息相关，并不以他人的意志为转移，这将提供更好的药品可视性实时监控，也体现了交易的公平性。

区块链可重塑医疗保健、药品生产等领域的产业。区块链提供了一个分布式的账本，可以与每个网络参与者实时更新和认证。区块链可以使活动具有可见性，每当价值发生变化（无论是实物产品、服务还是金钱）时，交易都可以记录在案，从源头到最终目的地都将成为产品或交易的永久历史记录。

7.2.3　实现药品的可追溯性

药品数据来源是在整个生命周期中通过记录的标识访问与药品有关的任何或所有信息的能力。可追溯性目标是双重的，如跟踪交易历史记录、跟踪资源单元的实时位置。医药行业的供应链管理十分复杂，药品的所有权从批发商到分销商都发生了变化。传统的方法主要使用唯一的标识符（RFID 或 QR 码）将产品相关的信息关联起来，用于药品的可追溯性和真实性查询，方法简单但安全性不足。智能合约和区块链技术应用于数字资产，可以追踪数据来源、验证数字资产的真实性和所有权。区块链技术作为可信的数据管理系统，包括生产公司、物流公司、分销商、零售商和质量监督员在内的参与者形成一个多人参与的可追溯链，能确定的药品数据来源。

药品供应链旨在跟踪药品流通中的供应过程，确保药品的真实性。美国《药品供应链安全法》（DSCSA）规定，制药行业必须开发一个电子的、可互操作的系统，处方药在美国各地销售时被识别和跟踪。我国要求参与药品供应链的所有利益相关者在药品进出仓库时，在专门的 IT 系统中记录单个药品的信息。

药物供应链管理是一个复杂的过程，药物发现、药物开发和监管批准需要花费大量的时间。药品监管部门和生产企业对药品供应信息的隐蔽性、不可控性和过时性，导致了假药的生产、销售和消费。区块链技术成为以数据安全和隐私保护为首要任务的药品供应链的最理想的选择，可以获得药物的完整线索。一旦药品从一个地方移动到另一个地方，关于药品的原材料采集、生产过程、流通过程、营销过程等信息实时对账、分别录入等操作，都可写入区块链，进行数据协同，保证药品的可追溯性。

7.3 重塑药品供应链管理体系

2020 年，我国的医疗卫生支出达到了创纪录的水平，医疗卫生支出占财政总支出 7.2%。据估计，其中约四分之一将用于医疗服务管理。医疗保健行业最重要的一部分是保护患者的隐私，如 Hashed Health 等公司正在尝试通过利用加密哈希函数来转变医疗数据的传输模式，显著减少数据冗余。

患上疾病时，患者询问医生。医生然后检查患者，并在需要时开出药物，患者可以在药房或药店购买。药物清单写在特殊的纸上（称为处方），通常由医生签名或盖章。然后医务人员带着处方去药房，药剂师解密处方并将所需的药物移交给医务人员。健康因素是每个人主要关心的因素，因此许多医疗保健组织都强调药物可追溯性，以通过使用最新的信息技术（如区块链）来避免药物假冒。

图 7-1 为基于区块链的药品供应链管理模型。

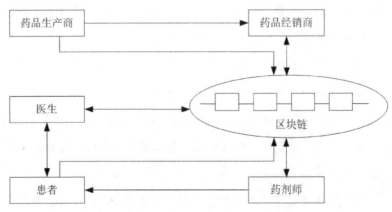

图 7-1　基于区块链的药品供应链管理模型

新药的发明研制包括对各种临床试验漫长过程的保护，这些信息以大量交易的形式存储在数字账本中。

完成临床试验并获得成功后，将药品专利送至药品生产厂进行进一步的临床试验和批量生产。每个产品都有自己定义的身份，与区块链中的区块或交易相集成。

大规模生产完成药品包装，然后从数据库收集药物，以便在不久的将来进行下一次配送。此步骤包含区块链中包含的时间、到期日、批号和条形码等信息。

将运输信息包含在区块链中，用于从入库到出库的超时、授权代理、运输方式和信息。

第三方异构网络负责向医疗保健零售商或提供商分发医疗用品和药品。出库的药品流通到所有的链接端点，每次单独的交易都被集成到区块链中。其中，医院或诊所等医疗机构提供敏感信息，如批号、到期日和产品所有者，验证药品的真伪。

区块链供应链技术为验证提供了真实、透明的信息，最终激励患者在整个过程中进行验证。

由于药品通过经销商和药剂师从制造商流向患者，因此在生产过程的任何阶段都有可能通过更改标签、有效期等来伪造原药品。如果没有反馈机制，就无法检测到任何修改。同样，药剂师也无法知道医生给患者开的处方是否被更改。区块链可以克服这些潜在的漏洞。每种药品都注册到区块链，所有利益相关者都链接到区块链，并可以确认他们收到的任何产品或信息的有效性。

7.3.1 企业方案：药品供应链管理

1. 药品供应链管理框架

区块链以其独特的分布式技术彻底改变了医疗行业，区块链网络以分布式方式存储信息，其中每个区块包含多个交易。出于安全考虑，这些交易通常以加密和哈希计算的方式存储。一般情况下，基于区块链的药品配送供应链管理框架如图 7-2 所示，描述了管理和更新整个药品供应链，存储与药物、药房、药剂师、医生、患者、护士和药物剂量相关的数据。药物传递数据池可充当一个单独的存储库，也称为区块链下存储。

医生可以在患者允许的情况下查看患者数据，患者还可以与网络中的任何医生共享他们的数据。智能合约通过定义访问控制策略来设置访问权限，以维护患者数据的隐私和完整性。

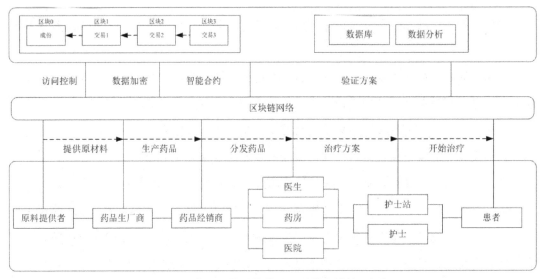

图 7-2　基于区块链的药品配送供应链管理框架

图 7-2 是一个为用户提供分布式账本和智能合约功能的服务系统，是分布式存储和管理的区块链平台。智能合约规定着交易的规则，使得关于交易的数字签名存储在分布式账本中，随着供应链中每个阶段数据的增加，该数字签名将与基于交易的分布式账本合并在一起。在供应链的每个增量阶段，智能合约也将在下一阶段进行更新。为了保持供应的透明性和安全性，该系统将为每个节点提供此功能，以便在任何时候交叉验证其先前的数字签名和交易。它将维持可信赖组织与不可信赖组织之间的信任度，提高透明度，保证可追溯性和完整性。

该系统分为两个模块，第一个模块是药品供应链管理系统，第二个模块是药品推荐系统。在该系统中，终端用户（供应商、药店、医生、制造商和患者等）可以通过前端 Web 应用程序进行交易，在该应用程序中可以执行药品订单、原料供应、药品数据更新、订单更新、记录更新、药品配送、数据共享、跟踪药品供应、药品管理、客户管理等环节。

自动药物推荐系统可以针对特定患者情况推荐最佳和最高等级的药物，能够通过患者的反馈获得新的评价，并相应地更新推荐结果来训练自己。当患者根据病情在系统中查询到相关药品时，自动药物推荐系统将向药师、医生、医院和患者等推荐最有效、最优质的药物。

2．药品供应链管理体系结构

药品供应链是一个由多个独立实体组成的复杂网络，这些实体包括原材料供应商、制造商、分销商、药店、医院和患者。由于缺乏信息、集中控制和利益相关者之间的竞争行为等因素，通过传统网络跟踪药品供应链并非易事。区块链技术的全面应用可以实现药品可追溯。

药品供应链管理体系包含一些可靠的节点，各节点负责执行一致性验证，确保分布式账本的一致性，如图 7-3 所示。

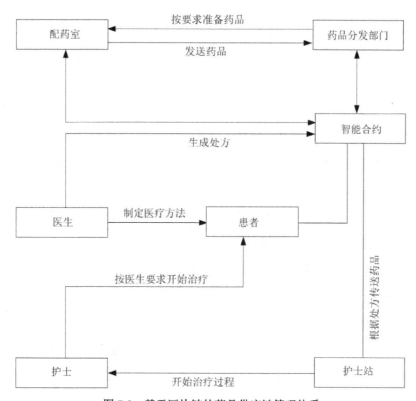

图 7-3　基于区块链的药品供应链管理体系

药品供应链管理系统由多个组织组成，这些组织连接在一起，形成一个共同的药品供应链管理流程。在该系统中，医生可以快速地进行医疗护理，而不必暂停治疗在等待其他环节的响应时对患者进行治疗。医药供应商向区块链提交申请对于治疗或处方的事先授权；智能合约根据医疗政策使用医疗信息自动确定授权，通过以区块链存储的患者信息和请求中的信息，并将授权数据立即返回给医药提供商；患者、医生和其他利益相关者（患者已被授权访问）可以验证实时的药品授权。管理过程分为如下三个阶段。

第一，医生检查患者并以生成处方的形式确定治疗、药物剂量和其他建议。医生将处方发送给药房人员，配药室、药品分发部门按照智能合约要求处理药品，然后，药房人员分析处方的真实性，并要求药品。

第二，药剂师将药品发送给配药室，或提供处方进行验证。准备好药品和处方一起发送给护士站（或者护士长），护士站确认并更新病房的药物清单，并要求护士开始患者治疗程序。

最后，护士根据医生的处方对患者进行治疗。

3. 药品供应链工作过程

区块链网络的主要关注点是以分布式方式记录信息，且每个块包括许多经过哈希处理和加密的交易。基于区块链的药品供应链管理系统的应用程序以智能合约和分布式账本作为中间件的用户服务框架。

在药品供应链管理体系中，用户（即医生、护士、药剂师和患者）通过该应用程序进行交易，调用后端服务，如区块链网络提供的医疗处方、药品管理、预约、电子药品记录、数据共享、药房管理等。区块链交易具有完整的创建，读取，更新和删除操作，可在连接的节点之间传递正在交易的数据。

但是，在保证安全交易的情况下，可考虑将整个区块链内构建多个私有链，直接与相关部门共享机密数据。药品输送系统允许每个部门创建自己的私有链，即在每个医院内部组建一个私有链，私有链内部的实体需要经过验证才能进入系统，以实现安全的数据共享。在完全的私有链中，写权限仅授予组织成员，但读权限仍然可以公开或限制给网络的部分或所有参与者，提供了更高级别的隐私保护。通过这种方式，保存患者的医疗记录、修改余额、恢复交易和更改区块链规则可以很容易地由运行私有链的公司或组织实现。

网络中节点的职责是维持区块链的副本，并负责处理交易，如图 7-4 所示。区块链中的节点包括智能合约、区块、状态数据库和策略。状态数据库用于表示和存储给定时间点的账本状态。

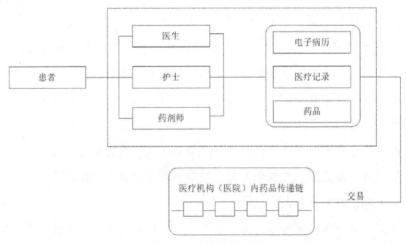

图 7-4　区块链的节点

为了实现在医药行业上的药品检测和管理，将药品信息以区块交易的形式存储在数字账本中，每个药品（包含区块链中包含的时间、有效期、批号和条形码等信息）都有自己定义的标识，与区块链中的块或交易集成在一起。药品在仓库中被收集，以备下一次配送。在区块链中包含从入库到出库的超时时间、授权代理、运输方式、信息等运输信息。网络负责向医疗保健零售商或供应商分发医疗用品和药品。一切交易被集成到区块链中。医院或诊所等护理提供者提供敏感信息，如批号、过期日、批号和产品所有者，以验证和防止假冒药品。例如，每个分类药品项目代表了与药品数据相对应的属性，如名称、数量、有效期等属性。区块链账本包含一个区块，其他区块代表账本状态下与状态数据库中(药品1，药品名1)、(药品2，药品名2)和(药品3，药品名3)对应的交易。第三部分是访问策略，该访问策略根据节点规则（即"部门1.成员"或"部门2.成员"）决定将哪笔交易添加到账本中；两个部门都必须接受交易，而"部门1.成员"或"部门2.成员"只是其中一部分成员接受交易。

基于区块链的药品供应链系统建立在一个访问控制的网络上，仅允许参与者通过用户身份管理器验证身份之后参与和注册区块链网络。用户身份管理器为用户注册和用户身份验证提供认证。区块链网络维护整个交易网络，将记录所有透明的交易、日志和历史，智能合约负责批准交易策略或将交易块写入账本。区块链网络负责通过提供各种接口将交易部门与子网连接，并控制交易顺序。药品配送供应链中的每个部门都包含节点和分布式账本，节点存储各交易副本。

7.3.2 典型的药品供应链案例

基因泰克和辉瑞等制药公司联合推出了 MediLedger 区块链药品追踪项目，并进行试点应用，于 2017 年启动，旨在根据美国《药品供应链安全法》（DSCSA）为药品提供可追溯性。MediLedger 区块链用于实现三个目标：

① 同步存储公共数据，确保网络中的所有参与者共享一个共同的"真相来源"。

② 确保交易数据的保密性。这是遵守商业道德和 DSCSA 所必需的。

③ DSCSA 使用智能合约来执行业务规则并在系统内执行交易。

此外，该系统确保最大限度地保护用户的个人数据，确保未经其来源的知情和同意，不会发布、转让、出售或使用这些数据。MediLedger 利用区块链技术打造了全程可追溯的药品供应链。该系统在包装上添加二维码和 NDC（National Drug Code，美国国家药品编码）。NDC 既可以实现传统的防伪验证，也可以验证药品处方。

FarmaTrust 为制药和医疗保健行业提供基于区块链和人工智能的溯源系统，支持药物跟踪、数据服务、预测服务。FarmaTrust 提供企业级区块链解决方案，将药品供应链与假药或劣药隔离，从而保护消费者的利益。

RemedicChain 是一个由处方捐赠项目和药学院组成的联盟，致力于跟踪处方药浪费并解决与之相关的财务和环境问题。RemediChain 使用区块链实现从药物起始点（捐赠）到其新生成的供应链其余部分的端到端可追溯性，并通过共享分布式账本实现药物可审计性和透明度。RemediaChain 成员将捐赠的处方存储到去中心化的分布式账本，从而创建一个虚拟的全国捐赠处方库存。RemediChain 分布式账本将药物捐赠与弱势患者进行匹配，同时确保最高水平的可追溯性。该虚拟清单已提供给专门为弱势患者服务的美国设施网络。

紫云药品追溯云服务平台在中国国内率先实现了"一品一码"的模式，打破了医药供应链中只追码造成的漏洞。通过药品物流外包模式，紫云药品追溯云服务平台成功整合了药品监管码流数据与药品物流数据，实现了药品监管码流数据与药品物流数据的整合和相互验证，保证了码流数据与实物数据的一致性，这样制药供应链就能实现真正的闭环，假药基本上就被排除在制药供应链之外了。

紫云药业可追溯云服务平台还可实现药品流通过程中温湿度数据的追溯，证明了药品在流通过程中的质量控制情况，确保了药品不会因为流通过程中的质量控制不到位而成为劣药的情况的发生。更值得称道的是，紫云药品追溯云服务平台已经推出了面向公众的药品溯源公益服务，消费者只需关注紫云微追溯小程序，即可实现药品各方面信息的全追溯，确保消费者在用药前通过追溯购买到真药、好药，确保消费者用药安全。

7.4 区块链结合药品供应链的发展趋势

药品供应链管理在医疗行业中的重要性不可低估。从原材料生产到存储和分发的不同阶段，都需要进行适当的监视和跟踪，以确保实现最佳的预期用途。

区块链已经显示出将传统供应链转变为一个安全、自动化、匿名、持久和分散的供应链的能力，使医生、护士、患者和药剂师能够以安全和负责任的方式管理、访问和共享个人医疗记录以及完整的个人药物生命周期，实现药品供应链管理的透明性、安全性和隐私性。

增强药品交易的透明度是药品供应链监管的发展趋势。在我国，根据国家卫生和计划生育委员会发布的《关于在公立医疗机构药品采购中推行"两票制"的实施意见（试行）》和"2017 年 1 月例行新闻稿"，"两票制"将在药品供应链中实施。在这个系统中，药品生产商通过两个步骤将药品送到分销商，再送到医院。法律上只允许两张发票。公立医疗机构分发药品，必须同时核对发票、货物、账目，不仅要核实经销商的发票，还要核实制造商的发票。2013 年，美国颁布了《药品供应链安全法》（DSCSA）。美国食品和药物管理局发布了一系列指导和政策文件。DSCSA 要求可互操作系统根据授权机构的要求追踪美国境内的所有药品，药品供应链中的所有贸易伙伴必须共享与药品交换有关的"交易信息"，必须产生即时交易信息，并通过可互操作的电子系统收集和生成来自药品制造商/分装商的所有交易信息数据。2023 年，DSCSA 将允许在供应链中对单个药品进行追溯。

目前，区块链药品供应链系统在一定程度上增加了联盟各方的造假成本，提高了业务流效率，推进了区块链应用的普惠进程，掀起了医疗行业的转型的创新型巨浪。区块链结合药品供应链的发展趋势如下：

① 药品流通数据是否真实无法仅由区块链技术来保证，区块链的溯源仅是供应链管理的一个细小的环节，包括药品溯源、设备溯源等，其共同的诉求是希望联盟各方产生的数据对各方透明、被追溯、可信、可靠。但联盟各方和现实数据是否一致也需要管理手段来进一步规范，迫切需要结合物联网技术来增加系统的普适性。

② 区块链药品供应链系统需要上下游多方共同参与，整个商品的生命周期与联盟各方息息相关，任意一方的缺失都会导致商品信息的缺失，也会影响系统是否顺利地运行。随着区块链技术的逐步完善，区块链将带来医疗行业的重大变革，如在链上根据业务的表现情况建立评价等级，构建诚信档案，为完善医疗领域诚信建设提供技术支持。区块链技术与深度学习等技术融合的人工智能解决方案将确保我们的医疗系统能够互操作，在高度安全和私有的环境中更成功地生成有意义的信息，实现精准医疗。

本章小结

药品供应链管理涉及多方参与、无强中心化组织、交易过程复杂，这些特点在传统的中心化结构系统中存在过程不透明、难追踪、管理困难等问题。区块链的多方共享、不可篡改账本、多方共识、实时追踪等特点适用于药品供应链。通过实施区块链技术，药品供应链利益相关者可以大幅调整其生产力，同时在全球范围内提供可认证的治疗。甚至患者也可以通过个人验证来鉴定药物。

区块链技术成为解决商业问题的一个主要魔杖，它出现在高度相关和快速变化的数字健康环境中，将逐步向参与该制度的各方提供足够的照顾、补充保护和提高透明度。本章介绍了传统药品供应链的问题、区块链融入药品供应链、区块链结合药品供应链的发展趋势，提供了在实际应用中如何通过区块链解决药品供应链的难题，起到提高效率、降低成本的效果。

第8章　区块链与医疗数据分析

医学数据的获取和存储是医学研究中的困难问题之一。医疗服务提供者通过电子医疗系统跟踪患者的就诊情况创建医疗记录。电子医疗过程包括：电子就诊记录-医疗检查、专家咨询结果、护士记录、测试结果、研究结果等；预约-治疗情况下患者的所有类型的预约（实验室测试、诊断操作、药物、专家建议等）；实验室和仪器研究结果、扫描和数字医学图像。图形文件、扫描图像、数码照片允许评估病程的严重程度和患者治疗过程中的状态；除了电子医疗记录，医疗数据还可能包含其他类型的数据，如管理数据、理赔数据、患者/疾病登记、健康调查、临床试验数据等，这些数据是医疗分析的重要来源。

随着物联网、大数据分析、云计算等技术的引入，医疗数据分析速度正在不断加快。而区块链与医疗数据分析的融合更是带来了很多好处，主要包括：减少维护多个系统的工作，方便快捷地跟踪医疗数据分析的各环节，提升数据分析的效率等。区块链应用于医疗数据分析有着非常广阔的前景。

8.1　传统医疗数据分析突出问题

医疗数据是医疗保健系统的重要组成部分，可以将患者、医生和医疗机构联系起来，并支持患者做出与护理相关的决策。据有关数据统计，在整个医疗保健生态系统中，医院、医生和医疗保险公司每年要花费大量的费用来维护整个医疗数据。

医疗行业正在产生大量的数据，这些数据是由临床试验、临床记录和医疗保健等遵循监管需求驱动的，准确的、实时的医疗数据对医疗机构和患者产生积极的影响。目前，医疗数据分析程序广泛应用于医疗行业，旨在帮助患者和医生从数据中获取丰富的信息，帮助医生准确地识别数据之间的病情关联与趋势，找出更加有效的诊断方法，降低医疗成本。传统医疗机构信息系统存在一定差异，使得医疗数据分析面临数据质量差、数据不一致等问题，无法完成统一的流通和监管。医疗数据是临床试验的主要参考依据，如果产生的数据毫无价值，将对医疗行业产生非常严重的影响。

1. 医疗数据质量差

数据质量差是指手工输入数据错误、错误使用患者的数据，或者使用错误的量表进行测量，这些数据主要表现是不均衡、异质性和存在大量缺失数据。在一组类型多样、维数高的医疗数据中，很难得到定性的分析结果。例如，存在两类数据质量问题：不完整数据和不正确数据。在医学研究中，由于数据的高维性、数据的不均衡性、临时数据的异质性，给医生预测重症患者病情带来很大的困难。

数据倾斜也是纵向、空间、多层次或多维医学数据分析研究中的一个常见问题。特别地，即使是高质量的医疗数据，通常也是非异构的和复杂的，需要运用特殊的方法进行初步处理和分析。传统的中心化数据库的医疗数据交易依赖单一机构，如果在不同机构之间进行流通，大多需要复杂的对账过程，交易成本较高。不同医疗机构之间的数据难以得到证明，交易难以达成共识，这些都严重影响了医疗数据分析的进程。例如在某些情况下，对于罕见疾病的医疗信息的分析不足，医疗研究人员难以做出及时和精确的医学判断。

2. 医疗数据不一致性

医疗数据不一致性是指不同试验地点之间或内部使用不同的问卷，不同试验人员对同一主观评分系统的不同解释，或者用不同的方法来测量 CT 扫描中实体的体积。大多数大型医疗服务机构已经拥有定位疾病标志物和实施医疗分析所需的数据资源，但访问这些信息以及用外部数据补充这些信息也存在一些问题。当患者在不同的医疗机构、医疗系统或地理区域就医时，其医疗信息共享更加困难，这种现象屡见不鲜。

另外，一些其他类型的数据，如医疗视频图像、MRI 图、关于患者经济状况的信息，也可以对医学分析产生显著的预测意义。尽管与健康相关的数据数量和医疗项目数量正在增加，但无效的数据分析仍然大量存在。

这是由于多种原因造成的，数据质量一直被认为是影响数据分析结果质量的一个重要特征。在现有的医学研究中，对医学数据问题的讨论主要集中在从测量误差、缺失值、是否存在不正确数据等角度对数据的纯度进行探讨。医学数据的问题可以用不同的标准进行划分。医学保健数据的主要问题如表 8-1 所示。

表 8-1　医疗保健数据的主要问题

医疗保健领域的问题	主要问题	数据采集和数据收集问题
物理特性	异质性	完整性/精确性
变异性	高维性	不一致性
伦理道德	数据缺失	获取数据标准
隐私性	大数据/稀有数据	数据传输
安全性	倾斜/不平衡	数据共享

8.2　区块链助力医疗数据分析

医疗数据是产生于医院常规临床整治、科研和管理过程中的数据,包括门诊/急诊记录、住院记录、用药记录、影像记录、手术记录和医疗保险数据等。换句话说,医疗数据可以包括患者的病史、用于监测试验终点的样本和扫描、患者问卷、试验伦理批准、患者同意书,以及药品生产质量管理规范(Good Manufacturing Practice,GMP)和药品分配规范(Good Distribution Practice,GDP)数据等,具有数据量庞大、产生速度快、数据结构复杂等特性。因此,良好的数据收集实践和临床记录保存对于临床治疗的成败至关重要。

2018 年,中国国家卫生委员会发布了关于健康和医疗大数据标准、安全和服务的试行条例《国家健康医疗大数据标准、安全和服务管理办法(试行)》和《国务院办公厅关于促进"互联网+医疗健康"发展的意见》,鼓励相关单位促进卫生和医疗大数据的可访问性,但防止泄露国家机密、商业秘密或个人信息。

随着医疗数据量的激增,分析数据的潜在价值猛增,也暴露了更多的隐私风险。医疗保健是对隐私敏感性最突出的数据领域之一,在隐私保护方面有一套独特的监管要求。区块链可以提供一个安全而透明的记录,记录谁与谁共享了健康数据,同时保护数据本身的细节。区块链对于医疗数据分析的价值主要有三方面:提高医疗数据质量,改善数据分析,促进实时数据分析。

1．提高医疗数据质量

数据分析可用于预测性医学研究,从而有助于预防可能的疾病传播。例如,通过跟踪患者搜索的医疗问题以及跟踪他们在医疗网站上提供的信息,了解患者群体及其医疗保健需求,是进一步开展预防保健和研究的一种方法。这些数据分析有可能更好地预测各种疾病的爆发区域和当前的公共卫生问题。医疗服务提供者能够采取适当的预防措施，并分配必要的资源，以应对与健康相关疾病的特定疾病的区域性升级。2014年，美国疾病控制中心通过一个名为 Biomosic 的数据分析工具，有效跟踪埃博拉疫情，识别有风险的人群，并防止该疾病的蔓延。

区块链技术具有良好的优势，除了跨越传统行业和竞争边界的协作机会，还可以简化医疗保健数据的管理方式并确保安全性、改善服务的体验、降低医疗系统成本。区块链通过一个分布式账本，在一个对等网络中高效地创建一个同步的、共享的、高质量的数据源。在区块链网络中，交易以一种合作和抗篡改的方式按时间先后顺序进行记录，任何一方的记录更新都会在所有参与方生成副本。当开始并接受交易的更新时，这些更新会修改。所有交易和更新均公开透明，从而提供实时审计跟踪并确保数据的完整性，也有利于医生（或患者）根据医疗数据做出更准确的预测。

2. 改善医疗数据分析

电子医疗记录汇集了各类医学数据，如临床数据、实验室测试、诊断和医疗状况。然而，通过分析大量的统计数据，这些数据有助于揭示未知的相关性和隐藏的信息，可以帮助医疗从业者提供高质量的护理、挽救生命和降低医疗成本。

区块链提供了一种在链上存储医疗数据的方式。个人医疗记录可以存储在链外加密文件中，并从区块链上注册指针调用，包括一个庞大的电子病历系统。利用区块链技术的假名（即编码为数字地址，而不是名称）性质及其隐私（仅限私钥访问），个人医疗记录可以编码为数字资产，并存放在区块链上。个人可以根据需要，利用其私钥向医生、药店、保险公司和其他方获得医疗记录的访问权限，获取医疗数据，改善医疗数据分析的结果。

3. 促进实时数据分析

大量的数据分析还可以通过经济约束和行政手段来减少用药失误，并减少再入院。实时数据监测（特别是在重症监护病房）在大多数医院中得到部分应用，实时数据分析可彻底改变医疗保健行业、发现早期疾病、提高治疗水平、选择正确的药物等，如可以对受某种疾病影响并接受不同药物方案治疗的患者群体进行比较，以确定哪些治疗方案最适合于同样的类似疾病，从而节省资源和资金。

区块链存储了每一笔交易，实现了对医疗数据的实时分析。区块链集成医疗数据分析让医生、患者和医疗机构可以实时分析包括患者的病情等数据。医生和患者可以实时监控数据的变化，从而可以实时做出阻止交易等决策。

8.3 区块链医疗数据分析模型

随着医疗公司和组织使用先进的分析工具来存储和进行数据分析，医疗数据的应用得到了空前的发展。然而，由于海量数据的利用和传输，医疗大数据的安全是一大挑战。尽管存在一些安全问题，但云计算、物联网等已被广泛应用于医疗大数据分析服务，给人们带来了良好的就医服务体验。一些第三方应用程序和入侵者很容易侵入医疗系统执行恶意活动，如窃取和篡改敏感数据，可能导致服务器崩溃。医疗数据分析面临着数据收集、数据共享、数据存储和数据分析等多方面的挑战。

图 8-1 为医疗数据分析场景下的区块链服务框架，显示了一个基于区块链的医疗数据分析服务系统，是由多个分布式的组织组成的区块链网络。这些组织临时链接在一起，形成一个共同的价值链，能及时地为许多不同的病例数据分析问题并提供解决方案。本质上，智能合约允许向交易添加约束、验证业务逻辑，用于管理用户的所有任务和权限。智能合约负责创建记录、检查完整性、在用户之间传输数据。智能合约使用认证流程来确保安全服务的可访问性，并达成双方的交易，包含用于进入合约、执行操作和退出的部分。该系统使用智能合约来定义一类节点的子集，而不是所有节点，因此交易只在指定的一组节点上执行，不仅可以提高系统的性能和执行规模，还可以提高网络的并行性和并发性。

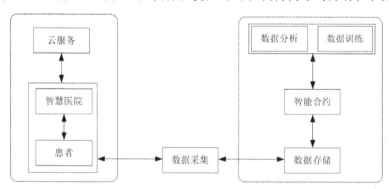

图 8-1 医疗数据分析场景下的区块链服务框架

基于区块链的医疗数据分析服务系统包含数据分析和数据训练过程，可使用自然语言处理和机器学习技术来完成数据训练。例如，在医疗供应链管理过程中，医疗系统可实现自动推荐药物。医疗系统使用数据集来训练模型，并为制药行业客户预测最有效和最高评价的药物。该数据集由公众评论或评论组成，并在不同的制药网站上对药物进行评级；可能是正面的，也可能是负面的。然后，医疗系统解释数据集。数据集包含了药物使用者根据患者的医疗状况进行的评价和评分。最后，医疗系统进行医疗数据分析和预评价，并从数据集中删除所有缺失的值，以利于下一步的操作。

8.4 重塑医疗大数据分析模式

8.4.1 企业案例：Exonum 医疗数据分析平台

1. Exonum 医疗平台

Exonum 医疗平台是一个分布式存储医疗数据和患者健康信息的平台，包括开放部分和封闭部分。在封闭部分，个人医疗数据被存储，这是一个分布式电子医疗系统，医生将其添加到记录中，并用自己的私钥进行签名。然后，Exonum 医疗平台进行数据去个性化处理，删除用户的唯一个人标识符。这些数据最后被统一加载到云存储（系统的开放部分）中，供医生和科学家进行医疗数据分析。

在数据管理方面，区块链提供了交易系统的功能。Exonum 医疗平台允许用户创建患者病历档案，以跟踪他们的病史，并在同一平台上提供对来自不同医疗机构的专家的访问。一方面，Exonum 医疗平台允许患者跟踪就诊医生、医疗账单、个人健康信息、保险、免疫和药品的能力。患者有机会分享他们的医疗信息，结构化的数据。临床医生、管理人员和研究人员能够使用大数据分析，为患者提供更好的医疗服务。另一方面，通过访问数据库，患者能够进行个性化的分析。

2. 平台工作流程

Exonum 医疗平台由客户端连接的所有节点组成，这些节点存储患者就医的所有数据，并与分布式数据库中的副本相对应，并且所有节点均使用公钥密码体制进行身份验证。这些节点包含两类成员：审计员、验证者。

审计员拥有来自区块链的所有信息的完整副本。他们可以检查整个区块链的一致性，但是不能选择哪些交易应该包含在区块中（也就是说，他们不能生成新的区块）。

验证者可确保网络的生存能力。只有验证者才能使用拜占庭容错共识来生成新块。验证者接受交易，检查交易并将其包括在新的区块中。验证者列表仅限于网络管理员，并且应包含 4～15 个节点。

Exonum 医疗平台使用面向服务的体系结构，由三部分组成：服务、客户端和中间件。

服务是结构可扩展性的重点，封装了区块链应用程序的业务逻辑。就像某些区块链的智能合约，该服务定义了交易规则，由交易转换的服务状态被存储为整体存储块的一部分，还可以允许外部客户端从当前状态读取相关数据块。每个服务都有一个定义好的接口，以与外界通信，该接口本质上是一组端点及该接口的实现。

客户端提供了辅助功能。这些辅助功能用于使用密码证明来测试来自客户端阻止的响应，向 Exonum 区块链网络形成和发送交易，向网络的整个节点形成请求和验证响应。

中间件提供交易的有序性、服务和客户机之间的交互、网络节点之间的服务复制、服务生命周期管理、数据一致性、访问控制，帮助生成对读取请求等的响应。

最后，服务将通过三种类型的交易、读取请求和一个私有应用程序接口（API）与外部世界进行交互。读取请求可由任何完整节点（对相应的区块链状态的密钥空间具有足够读取权限的医疗机构或组织）在本地处理。

同时，多个信息源可以链接到专用数据库，该数据库可通过查询系统进行访问，可形成大量的大数据集合，并提供更深入、更有效的历史记录，进行诊断、治疗和分析患者风险状况。

8.4.2　典型的医疗数据分析案例

基于区块链的解决方案使寻求健康信息的组织能够与愿意分享其数据以获得激励的个人联系起来。当前，人们提出了许多利用区块链来进行医疗数据分析的解决方案。

HIT Foundation 的分布式架构允许信息搜索者和能够提供必要信息的个人之间进行安全和匿名匹配，而不需要中央数据库和中介。将健康数据的价值标记化是一种革命性的方式，可以激励个人数字化和分享其数据。有了 HIT 代币，个人就可以为医疗服务付费，并将自己的数据代币化。

HIT Foundation 系统实现五大功能：

① 寻找个人参与研究或监测治疗结果的组织（如合作伙伴）。

② 管理并同意进行健康数据分析。

③ 奖励特定行为的个体，例如坚持治疗或达到预防项目的目标。

④ 提供加密货币服务。

⑤ 提供个性化信息。

Synaptic Health Alliance 正在解决医疗保健提供商数据管理的高成本问题，即通过跨区块链共享提供商的输入数据，可以提高管理成本和数据质量。Synaptic Health Alliance 已在试点行动中证明，协作使用区块链技术有助于提高人们用于选择保健提供者的目录更新效率。在消费者需要的时候向他们提供准确的信息，对于增强医疗保健系统安全性十分必要。

Mediblock 使用实时患者数据库，并从每个地区和人口统计的全球集合中获取医疗数据样本，提升医疗数据分析效率，消除数据位置偏差并增加样本量，加快药物开发的速度。

Saveonmedical 为患者在其所在地附近找到便宜的 MRI、放疗和药房提供了最佳解决方案，帮助患者找到价格透明、负担得起的医疗机构，为患者节省多达 69% 的手术医疗费用。Saveonmedical 目前正在通过区块链技术为患者提供手术和实验室服务。

8.5　区块链助力医疗数据分析的发展趋势

医疗数据具有可变性、高维性、准确性、价值性和复杂性等特点，对数据处理系统的计算能力提出了更高的要求。此外，去中心化的分布式账本区块链提供了不可篡改、安全的和透明的数据交易，也需要更多的计算能力才能提供有效的服务。当这些复杂的医疗数据与区块链集成时，会产生意想不到的计算复杂度，从而导致系统性能下降。因此，应优先考虑自适应区块链设计、5G 网络通信的应用和区块链的医疗数据训练等，以适应业务发展的新要求。本部分介绍区块链与医疗数据分析融合的发展趋势。

1. 医疗数据分析的自适应区块链设计

自适应区块链降低了处理区块所需的算力，即使区块链呈指数增长。最流行的自适应区块链设计是用于实时大数据的轻量级区块链和用于大规模大数据的可扩展区块链。一些医疗数据分析系统设计用于大规模和实时医疗数据应用的网络物理社交系统（集成了网络，物理和社交系统），使用区块链进行访问控制，如在边缘节点使用雾计算来动态处理本地数据，轻量级对称算法用于保护隐私数据交易的加密，使用区块链节点的账户地址访问网络物理社会系统数据，以及身份验证、授权等访问控制详细信息存储在区块链中并进行管理。但是由于所有授权均在区块链中执行，这类方法需要更多时间来确保隐私。另一方面，必须加强检索机制以提高数据分析性能。因此，医疗数据分析系统需要探索一个支持不同类型区块链的标准自适应框架。

2. 基于 5G 网络的医疗数据分析

医疗服务需求的多样化变化和移动设备数量的指数级增长使得 4G 难以满足未来的需

求。尽管 5G 已与软件定义网络、云计算、机器学习、网络虚拟化等技术集成在一起，但仍难以满足多样化的需求变化。同样，这些技术在分散性、安全性和隐私性、透明性、互操作性和不变性方面带来了不同类型的挑战。因此，区块链及其特性将成为 5G 数据应用海量计算的重要目标。在 5G 时代，医疗数据分析可以依靠一些关键技术来构建其平台，如云计算、移动边缘计算和软件定义网络。在这种情况下，区块链可以作为实现基于 5G 技术的医疗数据分析服务的可行解决方案。

3. 基于区块链的医疗数据训练

来自传感器、社交媒体、网络和物联网设备的数据的广泛构建和生成促进了人工智能技术的发展。数据可以应用于机器学习和深度学习算法，以实现数据分析的目的。这些方法过度依赖于中央服务器进行训练，容易导致数据被篡改。为了解决这一问题，去中心化的人工智能应运而生，即区块链和人工智能的结合，解决了区块链和人工智能的一些局限性。人工智能技术依赖数据来学习、收集和提供决策。当从各种安全、可靠和可信的数据存储库收集输入数据时，这些技术的性能会更好。区块链通过分布式账本提供了安全的数据记录和交易环境。打破数据孤岛，生产更准确的训练模型，基于区块链的激励机制可以使训练获得最佳数据，促进训练自动化。当智能合约被用于人工智能算法的学习目的以获得决策和分析时，结果可以是无可争议的和可信的。因此，区块链与人工智能的集成将推动医疗领域的发展进程。

如今，越来越多的医疗软件程序不断产生大量的患者健康记录数据。这些数据集用于监测和控制患者的健康状况。医疗保健分析师和数据分析师使用这些数据集，为患者提供一个自动化治疗过程。医疗保健分析师可能根据患者的病情和症状，容易地选择和推荐更好、更受欢迎的药物。然而，对于每种药物都有许多正面或负面的评论，需要大量的数据分析，便于医生了解每种药物的药效。

在我国，关于医学大数据的讨论主要集中在如何收集、存储、集成和管理数据，这也是医疗数据分析的新态势。如国家数据库产生的大数据可以用于监测重大疾病的发展趋势，以此作为医疗卫生保健决策的依据。医学大数据的未来在于使用新的分析技术，如利用机器学习回答临床问题、培训医生和政策制定者理解大数据，并促进使用大数据生成工具和大数据技术来改善临床决策，将是我国医疗研究的一个比较流行的研究领域。然而，对于需要高质量临床信息和长期随访的应用，如预测长期预后和为临床决策提供更精确的支持，我国的医疗数据分析系统还需要进一步研发。

本章小结

区块链是一种颠覆性的账本技术，引发了人们对支持高安全性和高效网络管理的大数据系统的极大兴趣。本章对区块链在医疗数据分中的应用进行了最新的回顾，首先讨论了区块链和医疗数据分析的最新进展，并解释了这两种技术集成背后的动机，对区块链在一些关键数据分析服务中的使用进行了广泛的调查，包括医疗数据采集、数据存储、数据分析和数据隐私保护；然后探讨了区块链在重要的大数据应用中带来的机遇，如智能医疗；通过对区块链大数据服务和应用的广泛文献回顾，我们发现了一些关键的技术挑战，并指出了未来可能的方向，以推动这一领域的进一步研究。

第 9 章 区块链与医疗旅游

医疗旅游，也称为健康旅游、外科旅游，是旅游者根据自己的病情、医生的建议，选择合适的游览区，以接受医疗护理为目的的国际旅行。

从目前的情况来看，旅游行业在医疗旅游方面的关注度正在不断提高，之所以会如此，不仅因为旅游行业想要满足多样化的旅游服务的需求，也因为医疗旅游顺应了时代发展。但是，对于旅游行业而言，如果患者遭受与医疗保健类型相关的额外风险，所承担的隐私风险就会非常大。而区块链以其独有的特征改善了这种现状，并对当下的医疗旅游模式进行了重构，这也在一定程度上反映出，"区块链+医疗旅游"将会成为未来的一大趋势。

9.1 医疗旅游的驱动因素

近年来，医疗旅游呈现快速发展趋势。医疗旅游是将医疗保健服务与旅游业相结合的产物，创造了可负担得起的医疗保健服务的新游客阶层。随着消费者寻求更快、更便宜的医疗干预措施，医疗旅游已日益受到重视并被广泛接受。推动医疗旅游发展的主要因素包括私人医疗保险的高成本、特定程序的低报销率、本地医疗就诊效率偏低。医疗旅游的范围很广，包括小型牙科手术到整容手术等重要的医学干预措施。在韩国，医疗旅游业尤其是整容手术赢得了国际声誉，接受医疗服务的国际游客人数每年不断增加。泰国、印度、新加坡、马来西亚和菲律宾是世界上最著名的五个医疗旅游目的地，医疗旅游作为新兴行业，促进了国家经济的发展。

2016 年，我国发布的《"健康中国 2030"规划纲要》提出，积极促进健康与养老、旅游、互联网、健身休闲、食品融合，催生健康新产业、新业态、新模式。中国医疗旅游市场规模逐年增长，2019 年突破 2000 亿元，2021 年市场规模有望达到 2643 亿元。目前，中国的医疗旅游业仍处于起步阶段，如海南省政府投资打造国际疗养院，并推广许多中药品牌，使海南成为医疗旅游的国际目的地。医疗旅游也拉动了相关产业的经济增长，包括旅游业、运输业、制药业和酒店业。医疗旅游的规模反映在全球医疗旅游人数迅速增长，基础是实现负担得起的医疗干预和治疗，提供高度专业化的医疗设施，满足旅客对优质护理的需求。

医疗旅游的全球化得益于更高的可支配收入、技术转让和该领域日益激烈的竞争。寻找替代医疗保健和医疗干预方案的主要驱动力是可承受性、可访问性和可用性。在许多国家，特别是美国、日本等国家和地区，公共医疗保健通常只能提供基本服务，而个人医疗保险费用项目较高，这可能给那些患有先天性疾病的人带来沉重的负担。医疗旅游者可能更愿意选择价格合理、医疗技术先进的地方进行治疗。

1. 降低患者经济负担

医疗旅游者还考虑到国际旅行的支付能力、货币汇率的优惠程度以及一些发展中国家医疗服务的日益复杂。由于全球技术差距已经缩小，医疗保障的负担能力已经成为改变医疗旅行者选择医疗模式和流动的决定性因素。此外，一些医疗目的地对"旅游患者"不断变化的负担得起的医疗需求做出了响应，使医疗旅游项目能够获得更广泛的吸引力和在全球市场上的竞争优势，比如，在美国，心脏搭桥手术可能要花费患者大约 10 万美元，而泰国曼谷一家医院花费为 1.5 万美元左右。同样的医疗成本，患者可以在中欧和亚洲获得更多的医疗服务体验。

2. 可访问性和可用性

医疗旅游的两个重要驱动因素是患者所在国家或地区特定医疗服务的可访问性和可用性。更具体地，医疗旅行是由于患者本国缺乏所需的医疗服务，或者由于他们在特定时间无法使用医疗服务。此外，如果由于漫长的等待时间，医疗服务事项和手术所需的项目稀少而导致治疗程序延迟，一些国家的医疗游客都愿意接受国际治疗。另外，一些国家已经进入老龄化，医疗保健系统为应对不断增长的老年人口的医疗需求，也推荐国际医疗。例如，许多美国、日本公司将其雇员派往邻国进行年度体检，这样的方式展示了医疗旅游的重要性，每年可以节约大量医疗经费。

9.2 传统医疗旅游的突出问题

近年来，医疗旅游需求迅速增长，越来越多的患者更倾向于出国手术，如特别是美容手术。医疗游客也可以前往发达国家（或地区）或发展中国家，可以获得及时护理和更好的医疗服务。一些国家医疗旅游已经占主导地位，但拥有自然资源和良好卫生系统的国家也在努力发展医疗旅游，并为患者提供全套旅游套餐。医疗旅游是一个快速增长的医疗市场，对于临床医学和公共卫生提出了独特的挑战，主要表现在以下三方面。

1. 医疗服务存在异质性

医疗旅游引起了世界各国的广泛关注（如东道主国和目的地国之间的医疗标准不同）。但值得重视的是，医疗旅游提供的特定服务带来了不同的医疗、社会伦理和政策挑战。例如，旅行去接受心脏治疗与整容手术有不同的含义。整容手术的并发症影响患者的健康和容貌，而心脏治疗的患者在回家后很长时间内出现长期并发症。这表明，医疗事故和/或医疗并发症责任相关的问题在医疗旅游领域中并不等同。这一过程的演变反映了医疗旅游服务的异质性。

2. 医疗隐私保护问题突出

医疗旅游产品经常涉及跨越国界进行医疗服务的转移，需要足够的信任作为交易基础。一方面，医疗数据源与医疗机构核心价值息息相关，绝大多数医疗机构都不会分享患者的数据，这就导致医疗机构之间的医疗数据互通变得越来越少，对医疗数据的再次应用及拓展产生了严重影响。

另一方面，在医疗数据归属权没有完全确立的情况下，为了保护患者隐私，各医疗机构不愿意将医疗系统内的数据分享出去，仅有中介机构保存，并且经常使用中心化的机构不能降低安全风险。

3. 医疗护理缺乏连续性

当前的医疗系统的运作机制普遍存在一些局限，即电子病历分布在不同的医疗体系中，并且本质上是"孤立的"，这可能导致不可访问性和医疗信息不一致问题。同样，电子病历管理系统缺乏将医疗患者与特定的国家（或地区）医疗卫生服务提供者捆绑在一起的方法。这意味着，如果医疗游客想终止与医疗保健提供者的联系，他们无法访问医疗系统，他们将无法将其医疗信息转交给新的医疗服务提供者。因此，作为医疗旅游体验的一部分，我们无法忽视在线交换医疗记录的连续性、安全性和隐私问题。

相比于传统的医疗旅游行业，区块链助力医疗旅游具有更加明显的优势，可以很好地解决医疗旅游中的问题。区块链是一种分布式账本，区块链系统中的记录和交易使用加密密钥加密，每个用户都有一个共享密钥和私有密钥，这样可以保护数据并确保未经授权的人员无法访问或使用它。利用区块链技术来实现医疗旅游，既可以解决兑换外币的问题，又能节省医疗等待的时间，高效又便捷，还可以享受更加优质的医疗服务体验。

9.3 区块链技术融入医疗旅游

区块链技术具有不篡改性、透明性和可增强的安全性等特征，可能影响业务流程，带动整个医疗旅游行业发展。我们关注一些可能影响医疗旅游业的特征，总结了五方面的特点，即去中心化的交易平台、医疗数据的透明度、医疗服务的连续性、医疗数据的隐私保护、医疗服务的互操作性。

1. 去中心化的交易平台

传统中心化的机构出现可以帮助医疗游客评估医疗旅游目的地的质量、分析医疗服务的适用性和医疗支付等的问题。这样，潜在的患者会遇到有关特定医疗保健设施的信息不对称问题，并依赖于中心化的机构回答、查询并安排他们的旅行和接待。例如，中心化的机构的活动包括将患者与合适的医疗服务提供者匹配，也可能安排特定的旅行程序（康养、处方药、护士协助旅行护理等），以及在休养期间安排行程事务、治疗和术后护理等。

传统旅行社在医疗旅游业中占据主导地位，旅行社在医疗旅游中起着中介机构的作用，且仅仅构建了一种"包办式"的关系模型，而不是在医疗机构与其患者之间建立起紧密的护理联系。传统旅行社为了达到盈利的目的，一方面，通常提供虚高价格的医疗旅游套餐，远超出医疗服务的实际费用，另一方面，医疗中心化的机构与为患者的指定医疗提供商的隶属关系不明确，可能限制了医疗旅游的选择范围。甚至中介可能将患者转介给不合适的医疗服务提供者，并收取额外的费用和较高的转诊费。

医疗旅游需求的增加为医疗中介机构成为国际患者和医疗服务提供者之间的联系提供了便利，中心化的机构为这类新的游客提供了广泛的增值服务。区块链技术可以大大减轻医疗旅游中介机构的信息的不对称。例如，区块链技术可以使医疗游客能够与国际医疗保健服务提供商进行直接的交互通信，可以客观地验证其资格，可以消除不必要的费用。此外，通过消除或减少非增值中心化的机构的力量来简化医疗旅游基础设施，可重塑该行业的发展、提升医疗旅游行业的信誉。

区块链技术具有未开发的潜力，可以释放新的价值，通过增强医疗设施信息和知识的透明度来减少信息不对称。同时，区块链技术可以通过采用完全脱敏的方法或增强中介的方法来解决一系列的问题。

2. 医疗数据的透明度

区块链是一种分布式账本技术，提供不可篡改的记录存储，称为交易。账本中记录和储存所有交易信息，如医疗旅游的国家、医院、交易的日期等，不仅可以保证交易信息不被篡改，还可以保证任何交易方都无法独立操控交易，从而在很大程度上提升交易的透明度。交易在密码学技术的支持下获得了验证，使得跨越网络的参与者能够在验证账本的有效性方面取得共识。

区块链的最大优势在于其分布式的数据控制系统以及保障交易的有效性、真实性、透明性和安全性。区块链能够跟踪交易（货币、文档等），并保持可审计的历史记录。这增强了系统内部的透明度，并在出现任何异常情况时，可以容易地查询系统以定位缺陷。区块链技术在一定程度上确保了医疗旅游行业的交易透明性，大大降低了医疗旅游行业所面临的风险，使得所有的交易方均可以从中受益。

3. 医疗服务的连续性

随着医疗保健的全球化，患者将拥有更多的医疗选择，将求医范围扩大到全球。区块链存储的基本单元是区块，在哈希函数的帮助下，形成了一种链式结构，新增的区块能知道自己的前一个区块是什么，而且可以一直追溯到根。

例如，患者可以授权其他医疗机构（和其他任何人）访问自己的健康数据，确保了本地和国际医疗保健服务机构之间健康信息的自由流通。区块链系统支持互操作性，患者能够通过分布式记录系统访问其健康历史记录。同样，医疗服务提供者可以共享有关患者的详细信息，以维持连续医疗服务。

4. 医疗数据的隐私保护

医疗旅游的一个组成部分是保护患者的隐私。医疗旅游患者通常将其敏感记录委托给不受信任的医疗保健提供者或中介机构，导致隐私无法得到有效的保护。就医疗游客而言，他们可能更多关注的是"治疗的隐私信息"，其次是治疗费用。就医疗记录的敏感性而言，一些游客在确保自己的隐私将受到保护时参与就医，可能不会过多关注医疗旅游目的地。但是，这种就医体验只能解决患者的隐私问题，还会存在一些其他问题，导致与医疗游客的期望背道而驰。

区块链是一个分布式共享数据库，实现共同维护、不可篡改、全程留痕、可以追溯、公开透明等特征。基于这些特征，区块链技术融入现有的医院系统、医疗数据库和电子医疗记录，将奠定坚实的信任基础，构建可靠的合作机制。

5. 医疗服务的互操作性

随着患者回国休养，由于无法获取和互操作其海外健康记录，患者的连续护理可能出现延误和中断。如果患者的医疗记录在国内不可用，那么诊断的风险更高，甚至推荐的治疗方案中可能包括在本国没有的药物等。区块链技术可以创造一个有效的解决方案，解决医疗记录碎片化的持久问题，并将处方药与在其本国已获批并随时可用的药物相结合，推进医疗进程。

区块链技术通过增强以患者为中心的信息处理模式，可以提供对个人健康状况进行全面的评估。一方面，区块链医疗系统通过积极追踪患者的整个病史、完善的健康文档记录管理和加强对数据的访问控制来实现精准的治疗。另一方面，基于区块链技术的医疗旅游生态系统允许国际患者对其健康数据保持更高的控制水平，并在确保其国际医疗服务提供商与其当地医生之间的沟通方面发挥积极作用。

区块链可以解决从现有健康信息技术系统中继承互操作性问题，从而使医疗游客、国际医疗保健提供商和其他利益相关者能够无边界、及时和安全地交换健康数据。医疗游客可以快速、安全地结算付款，同时将交易成本降至最低。

更重要的是，区块链体系结构还保证患者能够安全地访问和控制加密的健康记录。区块链不可篡改性确保患者无法更改、删除或向这些记录中添加任何与健康相关的信息。区块链上的患者病历是安全的、加密的，并且具有保护医疗信息完整性的认证机制，这些优势将助推医疗旅游业的发展。

9.4　重塑医疗旅游的新模式

区块链技术可以被视为解决医疗信息数字化带来的诸多隐私问题的有效方案。因此，隐私和数据保护机制从医疗系统设计开始就嵌入区块链系统，而不是作为附加功能。区块链技术所体现的分散化和分布式的融合，使患者能够对自己的个人医疗信息拥有更多的控制权。目前，国际医疗机构增强了隐私保护，为国际患者隐私保护给出了坚定承诺，使患者感到更加自信，甚至有可能愿意披露自己的隐私。

值得注意的是，区块链技术的信息透明并不一定意味着隐私保护，加密方案实现匿名和交易的不可链接性才确保了信息安全。区块链的内置隐私允许患者对其敏感信息拥有自主权，这些信息可以部分或全部、暂时或永久、限制或不限制地共享。例如，在医疗旅游中使用私有链意味着患者旅游信息和数据将由一个许可机制控制，该机制将不同的访问权限分配给国际医疗实体。

医疗旅游业对其利益相关者起着重要作用，医疗系统可以分为三个阶段进行解释。

第一阶段，在医疗旅游初始阶段，患者可能做出若干决定，包括选择医疗旅行服务商、医疗机构（如医院或医生）以及目的地。这些决策受到各种因素的影响，如总成本、就医的便利性以及与之相关的风险。一些患者更喜欢在出境医疗旅游项目中联系医疗服务人员，以便获得更好的医疗服务和无缝医疗协调。

第二阶段，即手术阶段，在患者到达目的地后定制医疗服务。医疗旅行服务商首先通过机场的接送提供医疗服务便利。然后，在医疗开始前，服务提供者安排咨询和必要的医疗报告。手术后阶段分为术后护理和随访护理两部分。术后护理部分在游客仍在目的地国时进行，包括医生探视、医疗休养、医疗用品和休闲套餐。后续护理由客户所在地的医院提供，这些医院与跨境服务提供商合作。

医疗旅游系统由患者、医疗旅游服务商和医疗旅游服务者共同完成医疗旅游项目，他们负责医疗服务的组织、筹资和服务分配，还负责医疗旅游系统内的信息流管理和资金分配。参与者之间的信任、服务承诺和相互理解是医疗旅游业的主要驱动力。

如图 9-1 所示，医疗旅游供应链的参与者可以分为患者、医疗旅行项目实施者和医疗服务提供者。

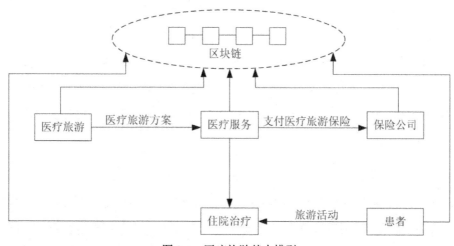

图 9-1　医疗旅游基本模型

医疗旅游系统内上游和下游供应商之间的信息共享在医疗旅游业中起着至关重要的作用。上游供应商负责为医疗旅游（如住宿、航空公司和医院）提供服务/产品。下游供应商有助于促进这些医疗旅游服务/产品（如医疗旅行项目实施者）的销售。

整个系统内的协作与合作以及真实信息的共享是医疗旅游供应链可持续性的关键因素。这些制度必须以强有力的方式纳入信任、透明度和规范建立机制。

9.4.1 企业案例：Robomed 网络医疗系统

医疗保健领域规模庞大且十分复杂。全世界都有不同的医疗利益相关者和提供医疗服务的基础设施，随着区块链和智能合约技术的出现，建立一个连接患者和医疗服务提供者的综合临床服务系统可以推进医疗服务的发展。

Robomed 是一个基于智能合约和加密货币的分布式跨境医疗服务生态系统，是区块链和医疗保健领域融合的新范式。在智能合约的基础上，Robomed（包含多个子网络）将医疗服务提供者和患者联系起来，建立了一种支持特定医疗服务和以患者满意度为指标的新价值标准。患者可以通过电子病历管理和控制自己的医疗数据，并允许医生在需要时访问，获得更好的服务体验。

1．定制化的医疗服务

Robomed 网络一个过程自动化系统，参与的网络诊所使用了 Robomeder，包括统一的医疗数据存储和健康管理工具，其主要目的是将所有参与的诊所整合到单一信息空间中，允许不同的服务提供商快速互动，根据统一的标准提供医疗服务。患者通过 Robomed 的移动网络与 Robomed 网络进行交互。

2．代币管理

Robomed 网络是一个由区块链代币管理的医疗网络，旨在提供最有效的医疗服务，催生了智能医疗服务提供商与患者之间的互动。全球超过 20 家诊所同意使用 Robomed 平台，接受 Robomed 网络支持的代币支付。患者不需购买代币，其原因是他们可以使用与代币价格挂钩的当地货币进行交易。

3．临床数据收集

Robomed 网络的另一个重要方面是其临床数据收集。在 Robomed 医疗服务过程中，连接到 Robomed 网络的诊所将收集越来越多有关健康状况和治疗方案的数据，这些数据通过电子病历存储。

患者可以选择向医疗组织请求访问权限，获得更好的医疗服务体验等。每当患者同意这一点时，他们将获得该数据的 Robomed 代币。

最后，每个连接到 Robomed 网络的诊所都可以使用代币作为奖励发起自己的忠诚度活动。而随着忠诚客户数量的增长，发行中的代币数量也将增加。

4．智能技术

区块链技术用于在患者和医生之间创建智能合约和支付系统，有助于在医生和患者之间设定基于市场的价格。智能合约明确了诊断和治疗规范，并设置了医疗指标和检查方案。患者使用现金或信用卡，将资金转入 Robomed 系统，然后将资金存放在虚拟货币钱包中。

当医生继续执行合约时，一些资金在中途被释放。该系统还允许患者列出症状，提出可能的医疗问题，然后与医学领域专长的医生进行交流。

诊所接受代币作为由 Robomed 网络担保支持的付款，以固定的价格购买它们。患者不必购买 Robomed 代币，他们可以用当地货币支付。智能合约的合同条款可以部分或完全自动执行、自我执行或两者共同制定，提供优于传统合同法的担保，并降低与合约有关的其他交易成本。

因此，Robomed 网络是由 Robomed 代币推动的，医疗中心使用这种代币投票决定所有医疗机构维持的医疗标准，患者也可以使用这些代币作为网络一部分的医院和诊所的支付形式，这种方法可以推动医疗保健服务高质量发展。

9.4.2　典型的医疗旅游的案例

Medipedia.io 是一个基于区块链的项目，旨在开发将医疗旅游患者与医疗保健组织和机构联系起来的数字医疗保健虚拟系统。通过使用区块链，未经授权的第三方无法访问其加密的个人医疗信息，且访问权限只授予希望提供所需医疗服务的医疗服务提供商。

BeautyBloc 医美链是韩国全球首个基于区块链技术的医疗美容服务平台。通过去中介化的区块链网络，以医疗美容项目消费为切入点，直接连接全球医疗美容服务商（医院、医生、保险、消费阶段、医疗器械制造商等）与消费者。基于信任机制和激励机制，医美链构建平等、安全、透明、高效的未来医疗美容服务新生态系统。医美链利用代币流通和激励机制，实现去中介化交易平台。医美链利用 Token（通证）流通模式和技术底层可以让医疗美容行业各环节交换数据、合作发展、重建信用机制、重建激励机制、降低经济成本，从而解决目前医疗美容行业的困境，提高整个医疗美容行业的效率。

2018 年，东软推出基于区块链的智能医疗研究云平台 CareVault，以云模式提供 AI 工具和数据集，不断构建、优化和积累高质量的样本数据和认知模型，建立了一个医疗领域专业人员与人工智能技术专业人员协作创新的平台。CareVault 可以实现医学数据服务、医学自然语言处理、机器学习建模、数据分析与可视化的功能。CareVault 通过实时信息在医疗机构和计费公司中验证患者信息的自动跟踪和保险资格验证。CareVault 可以管理患者及其家人、追踪家庭病史，以确保所有的药物、疫苗和治疗都是最新的，并与他们的医生安全地共享这些信息。2019 年，东软为海南博鳌乐城国际医疗旅游先行开发了特许药械追溯管理平台。

9.5　区块链结合医疗旅游的发展趋势

医疗旅游作为医疗行业和旅游业相结合的一种新型产业，给人们带来了一种新的生活体验。人们普遍渴望提高生活质量、恢复健康和寻找愉快的休闲体验的愿望，推动了全球医疗旅游的快速发展。这一新兴行业正在蓬勃发展，促进寻求治疗的患者进行国际旅行。医疗旅游者的需求范围从非侵入性的恢复到侵入性的干预，严重的病情状况往往需要复杂的手术。医疗旅游服务是由一系列推动因素触发的，使人们享受医疗旅行体验。这使得人们有可能接触到更可靠的医疗机构、医疗专业人员、先进的技术和高质量的治疗。

在全面接受和使用区块链技术与医疗旅游相结合的过程中，需要克服许多挑战。为使参加医疗旅游生态系统的所有参与者都能受益，提供者必须精心合作，包括政府、公共和私人机构、医院、从业人员、医疗记录数据库、医疗保险公司、研究机构、医疗业务等，并且接受医疗旅游是医疗行业的驱动力。患者可在这些努力中发挥积极作用，其共同的目标是治疗和预防疾病。

此外，这些服务和程序往往被视为是更负担得起的、更容易获得的患者福利。医疗旅游也吸引那些寻求在豪华和遥远的治疗场所、舒适的物理环境进行休养，以及在逗留期间参加娱乐活动（如观光、美食、文化访问）的人。尽管医疗旅游在应对许多患者的紧急和敏感需求方面发挥着重要作用，但不确定性仍然渗透到医疗旅游过程的各部分。在计划阶段，旅游患者通常会咨询医疗旅行中介机构，这些中介机构为患者准备和安排行程提供帮助。中介机构通常为医疗旅游目的地与其潜在客户的联系提供便利。这类中介机构不一定要接受外部评估或认证，许多中介机构雇用经纪人，将医疗患者与他们寻求的国际医院网络联系起来。因此，有一些不可靠、质量差的医疗产品和服务通过互联网销售（如考虑不周和有害的整容手术、无效的治疗等）。因此，有必要促进一个更加透明和可信的医疗旅游部门的发展。

新兴的技术发展如何能够成为医疗旅游中一些问题的可行解决方案。需要进一步研究，严格评估区块链技术的影响，并构建坚实的理论基础。区块链技术一直在不断发展，与大数据分析、人工智能、机器学习和物联网等其他技术进步的融合潜力巨大，但人们对其了解还不够。因此，需要进一步的研究来帮助理解区块链和相关技术在医疗旅游领域的积极和消极影响。

本章小结

医疗旅游是社会进步和发展的一种新型医疗模式，在互联网时代，各种医疗旅游信息在互联网中快速地复制和传播，使人们获取有效的医疗旅游知识和文化的门槛大大降低，这极大促进了医疗旅游的快速发展。但是数字信息的安全和隐私等问题无法得到有效的保护，如果不能有效解决这些问题，将极大地降低人们选择医疗旅游的热情。

区块链可以解决医疗旅游领域几个根深蒂固的问题。区块链技术带来的去中心化可以提升旅游患者的自主性，减少患者对强大中介的依赖，从而从根本上重塑医疗旅游行业关键参与者之间的权力关系。

本章系统地介绍了如何通过区块链技术解决医疗旅游的安全共享和交易诚信等问题，也介绍了该领域的另一个解决案例。可以相信，区块链技术融入医疗旅游是推进医疗行业发展的有效途径之一，未来价值巨大。

第10章 区块链与医疗保险

区块链作为一种新兴技术，本质上是一种共享数据库，将数据或信息存储在其中。区块链利用去中心化、分布式存储和智能合约的特点，使所有参与节点同步生成数据，共同维护数据安全，重构了互联网时代社会信用的基础，进一步构建了新的信用体系、交易体系和规则体系。在区块链技术的影响下，传统的医疗保险行业将被颠覆，特别是在保证患者信息安全、增进保险合同的实施效率等方面起着十分重要的作用。

区块链技术已在保险行业打下了坚实的基础，建立了可靠的合作机制。但目前仍然普及程度不高，医疗保险业应积极与区块链创业公司深度合作，探索出适应医疗保险业的"区块链+医疗保险"最佳发展模式。

10.1 传统医疗保险突出问题

随着国内经济的发展，人们的生活水平日益提高，渴望更加优质的医疗服务是人们普遍的需求，这也为医疗保险业的发展提供了更多的机会。但是，就目前保险业的发展而言，医疗保险业也面临着影响整体发展的挑战，如信息安全难以保障、交易的诚信水平低、合同的履行效率低下、欺诈风险难以遏制等。

10.1.1 信息安全难以保障

医疗信息包含着患者大量的隐私数据，极易遭受黑客的攻击，导致信息的丢失。同时，医疗保险业也包含投保人信息。在这种背景下，医疗保险业必须维护患者的利益和保护好患者的信息安全。中国保监会发布《保险公司信息化工作指引（试行）》和《保险公司信息系统安全管理指引（试行）》，指明了信息安全在保险业的重要性；从投保方的角度，自身信息安全是维护个人利益的必要条件；从保险方的角度，积极和稳步地推进信息安全的管理、规范业务流程，不断加强系统内部控制和人员培训，加快建立信息安全风险预警机制，可以大大提高保险公司信息系统的安全性，维护投保人的利益。

然而，我国目前保险公司对信息安全普遍认识还不足，保险公司为投保人定制保险业务时，很难确定采取什么样的措施才能更好地维护投保人的信息安全。当前的医疗保险流程涉及多方面：支付方、提供者、处理器和患者。每方都有自己对保险流程、状态和信息的理解，没有一方完全了解理赔发生了什么。而且，一旦投保人信息丢失或者泄露，受损程度、赔偿认定等相关问题无法得到有效的解决。随着信息技术的发展，保险公司和投保人所面临的安全挑战不仅局限于信息系统安全，还包括数据安全、操作安全等。

本质上，保险业是国民经济的重要组成部分，与人们的生活、工作、健康等息息相关。因此，为保险业建立一整套全新的安全体系，确保保险业务安全且有效的运行成为了一项重要的工作。保险业的信息安全是一项复杂的工作，不仅需要国家、医院、个人等多方面共同来完成，更需要区块链等技术的推动。

对医疗保险业来说，信息安全是保证患者的隐私安全的核心。只有确保信息不泄露，才能得到投保人的认可，保险业才能获得长远发展。当然，从我国当前保险业的现状来看，保险公司的业务都各自维护自己的一套体系，需要更先进的技术助力。特别地，区块链等前沿技术可以发挥强大的作用，主要体现在以下三方面。

1. 信息真实可信

区块链技术具有不可篡改性、公开透明的特点，可实现投保人信息公开透明，进行有效的监督。保险公司可以及时查询和追踪投保人的信息，提高保险勘察的效率，加速保险的定性。

2. 信息的一致性

在我国，保险业务的现状是投保人的信息仅仅归一个公司所有。为了保护投保人的利益，这些信息并不能被很好地交换和共享。借助区块链技术，投保人信息的记录和存储可在各分公司分布式存储，使其独立于保险公司而存在，并实现数据加密传输，进一步保证信息的安全性和一致性。

3．改变保险管理流程

区块链解决方案改变了医疗保健的理赔管理透明度，用户可以实时跟踪整个理赔生命周期中理赔提交和汇款的状态。将区块链技术纳入医疗保险领域可以获得更大的可审计性、可跟踪性和信任度。

10.1.2　交易诚信水平低

当前，互联网技术尽管推动了保险业务的发展，但是缺乏有效的管理机制。投保人在线购买保险，保险公司可实时募集资金。但这些募集来的资金也可能被他人拿走。一旦发生赔付，如小型的突发事件，如果没有足够的保险资金作为基础，就可能导致无法应对相应的赔付。

诚信是影响保险业的一个重要因素，也是保险公司的安身立命之本。在投保过程中，一旦发生保单内容错误，不能作为履行合同的依据，将带给投保人多方面的困扰。无论是投保人还是保险公司，保单内容错误会延迟履行保险合同的时间，甚至会影响保险公司的信誉。

保险业要获得长远的发展，必须解决诚信问题。区块链技术可以实现信任机制下的数据传输，可以担此重任。在保险业务中，以区块链实现资金流转并被记录，就可以公开透明化监管。在这个体系中，保险资金可以被各参与节点监管、锁定，一旦出现需要保险情况，资金池会自动进行赔付。区块链是增强诚信的基础，还可以推动自身的长远发展。而且，我国的保险业一旦解决好诚信问题，完全可以促进经济进步，为国民谋福利。

10.1.3　合同履行效率低

为了缓解人民"看病难、看病贵"问题，我国将逐步建立覆盖全民的基本医疗保障制度，实现医保的全覆盖。如今，参与健康保险既是一件司空见惯的事情，也是一份安全保障。然而，要使保险合同得到有效执行并不是一件很容易的事情，保险公司需要核对每个细节，需要花费很长的时间。

一般情况下，保险业务的实施和合同的履行由从业人员来完成，易出现效率低，出错率高等弊端。此外，传统的保险合同要求参与双方彼此信任，并履行各自的义务。为了保证双方的利益，需要双方认真履行合同。但是，合同也会因为人为因素导致出错，智能合约可作为一种有效的手段解决此类问题。智能合约是一类可以自动执行合同内容的程序，并按照合同的要求自动执行相应的条款，可看作双方为履行合同义务的一种交互。

为了履行一份合同，参与合约的双方不必互相信任，只要合同建立起来就会被强制自动执行，而且双方都无法更改其中的内容。与此同时，具备去中心化特征的区块链可以让合同通过分布式的网络节点执行，不再依赖第三方服务器，这样不仅黑客攻击服务器的现象不会出现，还可以免去保险合同被篡改的风险。

10.1.4　欺诈风险难遏制

当前，我国医疗服务体系面临着许多的挑战，最明显的问题是执行效率相对低效，各类骗保、欺诈、人为因素导致保险合同的无法履行层出不穷。在诚信这一强大根基的影响下，保险公司的目标已经变成了建立一套新型信用体系的区块链技术，因此保险业才被认为是最早探索区块链应用的行业之一。智能合约的自动执行就可以被有效触发，从而实现保险的自动赔付，保险公司的工作效率就会大大提升，客户体验也会有非常明显的改善。

本质上，除了智能合约这样的基础应用，区块链的特性可以有效实现保险业在数据交换场景下的应用。从目前情况来看，在区块链的助力下，一些保险公司试图建立保险业反诈骗联盟，维护行业的自律。

对此，泰康在线首席技术官潘高峰表示，他们正在积极探索以区块链为基础的反诈骗联盟，并且呼吁更多的公司加入，以提供一个行业级别的互联网风险保障平台。截至2018年3月，由泰康在线布局的区块链反诈骗联盟系统不仅已经正式投入使用，还与多种渠道进行了一些非常有意义的操作，如数据共享、数据互换、数据同步等。

在保险业陆续引入人工智能、互联网大数据等前沿技术后，这些技术就会与区块链结合，成为推动保险产品创新的强大动力。区块链在保险业中的应用已经比较广泛，区块链将会在保险业发挥更大的作用，不断推动保险公司和保险从业人员进步。

10.2　区块链助力医疗保险

纵观保险业的发展，各保险公司在区块链技术上探索新的应用方式，渴望实现区块链与医疗保险的完美结合，助力于保险业的快速发展。本节从健康保险方面说明区块链在医疗保险中的解决方案。

健康问题会影响每个人生活的节奏。通常，每位患者到不同的医院就诊，会接触到不同的医生，这些医生之间不会面对面进行交流和分享患者敏感的医疗数据。在这种情况下，保险公司必须在不同的医院和医生之间进行协商，以便获得更多的医疗数据。保险公司要想获得医疗数据，必须经历多个环节，花费大量的资源。

区块链技术正在逐渐改变人们传统的思维方式，催生了许多新的商业模式。目前，一些保险公司已经意识到区块链技术的重要性。未来，"区块链+医疗保险"模式将在保险业更高层次、更广泛的领域得到应用。以下是对"区块链+医疗保险"发展模式的预测。

1．推进可信赖的健康保险服务

区块链技术可实现数据加密上链，在保证患者隐私的前提下，为整个医疗过程建立同步的医疗数据库，使得医保安全问题得到有效的解决。区块链可以加密医疗数据、设置时间戳。也就是说，在区块链上记录和存储任何医疗数据，一旦医疗数据发生变化，区块链上参与方就会及时发现。因此，保险公司和医院都可以实时跟踪和查看医疗数据。

借助区块链，患者可以自己掌握和管理医疗数据，获得访问权限。此外，区块链还可以为每份病历保留加密的签名。因此，保险公司和医院不必在各种数据库之间进行重复访问。

2．改进保险交易的进程

由于激励措施有限和严格的隐私保护政策，许多患者通常最不愿意向保险公司披露其医疗详细信息。因此，患者经常选择不合适的保险单，从而导致拒绝真正的保险理赔。与保险有关的欺诈行为（如向保险公司提出错误的医疗理赔）需要很长的时间才能根据给定的信息确定真相。区块链技术可以帮助保险提供者访问患者的病历（基于同意），从而最大限度地减少保险欺诈，也可以激励患者允许保险提供者使用患者的医疗数据。

此外，许多保险公司向保单持有人提供了有关加密货币代币的激励措施，以维持其健康的生活方式，如跟踪对 Gym 的访问。为了建立信任，附着在患者身上的智能设备可以在区块链上进行交易。

3．一站式保险结算

区块链医疗保险实现操作和决策的分离。操作分区有助于交易数据的生成并将其存储在动态块中。决策分区向保险公司提供补充证据以促进理赔支付，解决有争议的主体决策。区块链医疗保险实现了链上交易数据的传递，可实现保险"一站式结算"。行业办理需要"参保人员+医院+医保部门+保险机构"参与的各类业务，将真正实现城乡居民大病保险、城镇职工补充医疗保险等"一站式结算"。总的来说，区块链技术虽然还处于起步阶段，但在保险行业有很多有前景的应用方法。未来，区块链技术将在政府的引导下与保险融合，在服务实体经济、防范金融风险方面发挥更大的作用。

目前，区块链在保险业的主要应用是自动理赔和欺诈识别等。

（1）自动理赔

区块链可确保交互实体对其交易保密和交易的一致性，智能合约定义自动化保险业务逻辑，减少保险纠纷和成本，从而提高保险交易效率。保险公司根据用户授予的访问权限，开展保险业务的认证，避免重复的验证过程。

一些企业利用区块链去中介的特点，改进信息处理方式。例如，法国巴黎的保险公司Stratumn通过区块链共享已验证的客户信息，节省了信息需求方验证客户是否符合保险购买要求的时间和成本，客户可以独立购买保险。2018年12月，蚂蚁保险启动了"区块链+理赔"项目，电子票据可以作为理赔票据使用。

（2）欺诈识别

智能合约是独特的协议，旨在自动验证和执行合约。具体而言，智能合约使我们不需第三方即可执行可追溯、不可逆和安全的交易。智能合约包含有关交易的所有信息，并且仅在满足要求时才执行结果操作。智能合约与传统纸质合约之间的区别在于，智能合约是由计算机生成的，本身解释了参与者的相关义务。本质上，智能合约是数字合约，除非满足要求，否则不会产生任何结果。信美人寿的"相互保险"项目是中国第一个"区块链+相互保险"项目。通过区块链技术，其账户资金流是透明的，这样数据就可以保持不变，并永久用于审计跟踪。

10.3　医疗保险基本模型

在医疗过程中使用先进的技术基础设施可以降低成本、消除资源的浪费，而医疗机构却在投入大量资源处理医疗理赔和管理记录。通常，患者从第一次就诊到初级保健医生到最终诊断和治疗计划，大都由支付方、提供方和患者三方组成，基于区块链的医疗保险基本模型显示了当今医疗保健系统中存在的医疗服务的问题，涉及医疗机构、保险公司和患者的共同的参与，如图10-1所示。

针对不同的就医场景，医疗保险模型可分为三种：

① 患者直接支付就诊费用，仅仅涉及两个参与者：患者和医疗机构。

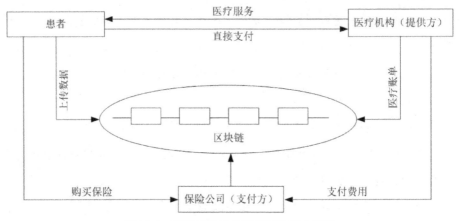

图 10-1　基于区块链的医疗保险基本模型

　　② 患者购买保险，患者就诊后可获得健康保险。保险公司与医疗机构进行谈判，并遵守智能合约的规则设定可行的价格，代表患者支付费用。医疗机构将医疗支付账单发送给保险公司，而不是患者。

　　③ 为了提升医疗业务，可以整合医疗服务提供方，包括远程医疗及提供远程医疗服务的专业机构。

　　智能合约可以用于医疗保险中，并可以减少当前系统中的许多效率低下的情况。如果患者使用智能合约购买保险，那么其保单的所有详细信息将自动保存在患者资料中。然后将其存储在区块链上，这是一种安全可靠的分布式账本，与传统数据库相比，更不容易受到黑客的攻击，还可以消除必须提交冗长的保险理赔表所带来的压力。如果保险公司执行保险单所涵盖的医疗程序，那么智能合约将被自动触发。这意味着保险公司账户中的钱将直接转到医院。这种自动化消除了任何延迟和麻烦，并允许正确支付医疗服务。反过来，这将加快双方之间的所有交易，并确保程序不会延迟。

10.4　重塑医疗保险模式

10.4.1　企业案例：Solve.Care 医疗保险

　　Solve.Care 使用区块链技术发行智能支付代币，从而加速医疗保健支付周期、节省时间并降低成本。医疗保健组织可以立即查看资源使用情况并接收系统范围的数据，从而提高组织效率，减少浪费，并提高以患者为中心的护理效率。

　　Solve.Care 将权限授予患者和提供者，从而实现医疗服务的分布式管理。每个人都可以通过自动化医疗保健的各方面来节省时间和金钱，如保险验证、转诊和预约安排。

一旦双方建立了关系，利益相关者就可以进行有效地沟通，这意味着可以有效地提供护理。目前，患者治疗授权和转诊可能需要数周时间。供应商经常等待保险公司的付款。保险公司正在等待供应商的治疗证明。通过区块链的使用，活动和交易被实时记录，并被相关利益相关者即时获取。供应商可以实时确认保险公司的付款并提供处理。患者可以看到提供者已经发送了转诊，查看请求何时被批准等。

1. 医疗保险钱包

为了简化医疗流程、提高疗效，智能钱包可以相互同步和交流，推动协调护理。智能钱包促进了利益相关者之间的直接交易和沟通，如患者、医生或保险公司。本质上，智能钱包取代了高成本、低效率的医疗管理部门，把管理权交给了相关的利益相关者。医疗钱包将与各种分布式应用程序兼容，这些应用程序可以在钱包和钱包之间进行通信。所有利益相关者，包括患者、医疗机构、保险公司，都会有钱包。每个人都选择相关的应用程序以及与谁同步。

2. 护理协调

Solve.Care 通过提高护理效率和增进参与者之间的沟通来提高护理质量。例如，保险公司在预防和支持治疗上的支出要比在妊娠和分娩并发症上的支出少，鼓励孕妇在整个怀孕期间做出健康的选择符合保险公司的最大利益。Solve.Care 还可以将资金汇到孕妇的智能钱包中，以支付往返医院的交通费用。Solve.Care 将帮助孕妇进行预订安排，她的访问将被记录并立即可验证，通过区块链立即付款。

3. 保险管理过程

供应商账单管理员使用该保险报销管理应用程序来提交理赔，这是第一个连接到区块链网络的医疗保健应用程序。保险生命周期透明性案例有助于证明区块链技术的基本安全性和可扩展性，以满足典型收入周期生态系统的需求。

4. 工作过程

（1）医生钱包护理

医生钱包护理是临床或个人供应商查看其整体性能和单个指标的应用程序。通过应用程序中的分析，提供者知道需要改进哪些方面，才能为患者实现更好的医疗保健结果。

（2）护理钱包

护理钱包是一个医疗保健应用程序，允许用户连接到一个或多个医疗管理网络（CAN），以管理他们的医疗保健福利和健康状况。

（3）护理

护理为家庭钱包自动下载信息，用于管理处方、验证福利、预约、管理疾病状况，以及简化行政管理和护理协调等任务的卡片。

Solve.Care 解决了医疗保健方面的医疗保险管理和支付的问题，还可以处理付款，消除实体的额外账单。

区块链技术通过优化保险业务流程，并以更高的效率、安全性和透明度共享信息，为保险行业带来革命性的变革。区块链技术使用智能合约将保险业务从手动转换为自动，从而改变了传统的处理方式，保险公司和寻求保险的个人使用区块链技术也可以获得更多的好处。在保险权力下放的情况下，保险行业将进一步简化承保、支付、理赔和再保险流程，从而提供了更高的安全性，并实现了成本的节省。

10.4.2　区块链医疗保险的类型

区块链技术在整个保险价值链中的潜在应用是显而易见的，即从产品的承保和定价、销售和分销，到产品的持续管理和理赔处理。

1. 再保险

再保险是指若干保险公司购买保险单以抵消因事故或灾难引起的可能损失的情形。区块链在再保险方面也可以起到非常明显的效果，因为有助于自动进行计算余额和对账。再保险可以跟踪可用于解决理赔的资金，并帮助保险公司评估财务风险并改善再保险策略，同时降低理赔时间和成本。

区块链是一个不可篡改的账本，当数据被记录和储存在上面并实现共享以后，再保险公司就不必等待原保险公司提供的有效数据。这样不仅理赔效率得到了大幅提升，投保人的投保体验也得到了进一步优化。

2. 理赔

对于传统医疗保险业，理赔是最大的挑战。这些理赔工作借助自定义的智能合约代码，通过无信任的身份验证模式，获取保单参数并进行自动处理操作，理赔程序变得更加简单。

在分布式账本系统中，智能合约对理赔资金进行处理，并不是由投保人或保险公司单独进行控制。保单经核保人核实后，资金可使用区块链技术上的智能合约自动拨付给真正的一方。智能合约不需任何纸质文件、复印件和复杂的门户网站，就可以快捷地解决保险理赔问题。

3. 承保

承保过程是医疗保险经营的重要环节，涉及保险人对被保险人的选择（保险人决定接受或拒绝投保人投保的行为），以便计算保单持有人的保单承保金额和应向他或她收取的年保费。目前这是一个非常耗时的过程，需要高水平的数据分析。借助区块链，数据存储管理和分析工具可以自动完成数据存储和分析。承保可以帮助核保人减少风险责任并自动执行保险单价格确定过程，从而可以建立具有成本效益的保险模型并为客户提供更好的医疗服务体验。

4. 理赔裁决

区块链的智能合约可以在对等网络上进行理赔验证，并且可以在理赔验证后自动执行理赔处理。这不涉及有偏见的第三方权限。通过可信赖的区块链环境来禁止理赔欺诈，这可以加快理赔过程。

德勤公司披露，保险领域中使用区块链支持的医疗保健系统将有利于削减成本，改善健康报告的互操作性。区块链医疗保健使用智能合约，可以有效地处理手术收据，并在医院、患者和保险公司之间转移医院账单。患者可以与基于区块链的医疗保健系统进行交互，查看其所有理赔、病历和逾期付款等。

10.4.3　典型的企业医疗保险案例

Pokidot 的 Dockchain 使用智能合约等功能，在临床环境中提供基于区块链的金融数据处理。包括 Humana 和 UnitedHealthcare 等保险公司在内的多家医疗保健公司一直在致力于一项试点计划，利用区块链维护和共享来自医疗保健提供商的精选信息，此功能可以解决与保险理赔管理相关的大量冗余和低效问题。

Change Healthcare 使用分布式账本技术和智能合约，创建了一个支持区块链的支付网络 POC，其中保险支付者、医疗保健提供商、金融机构/银行、处理器、网关、支付网络等都可以作为网络实体参与。这为网络中的所有参与者提供了执行过程的透明性和实时视图。利用智能合约来确保在执行过程中涉及各方之间的每个步骤执行期间适当的强制执行业务规则。例如，除非处理器确认收到了结算请求，否则金融机构不会释放资金。该解决方案演示了这个支持区块链的医疗保健支付网络如何提供高效和透明的支付处理，从而带来良好的客户体验，并有助于减少医疗保健领域不必要的成本。

中国蓝石科技与科技保险平台合作，利用大数据+区块链的底层技术，为非标群体搭建风险精算和风险管理平台。同时，与各地卫计委、三甲医院、专业医疗机构合作，接入更多的医疗机构，建立了国内最大的、服务于保险场景的联盟链，获取了医疗费用中的大量准确数据，并基于对这些数据的精确分析，在国内率先推出了针对抗癌人群、癌症患者、65岁老人、慢性疾病患者等的不同类型的保险产品。

2017年，中国信美人寿互助保险有限公司推出国内保险业首个爱心救助账户，采用区块链技术记账实现互助保险。如果信美成员遇到重大灾害、事故等，在接受现有的保障和援助（包括社会保险、商业保险等）后仍有困难的，也可以向爱心援助账户申请额外援助。随着区块链技术的引入，每笔资金的流动都是公开透明的，每笔资金的流动数据都不能被篡改，每笔资金的去向和用途都可以追踪，从而保证了慈善救助账户的透明度。

10.5　区块链结合医疗保险的发展趋势

目前，在区块链上构建保险产品还处于发展的阶段，仍然面临许多治理和技术障碍，主要是在以下两方面。

（1）全面实现信息共享过程漫长

保险市场是一个信息不对称的市场，每个投保人和保险人的信息希望保密。例如，当客户购买医疗保险时，保险公司总是想收集足够多的被保险人健康信息，便于推荐合适的保险类别，而被保险人往往想隐瞒某些健康状况。因此，要实现医疗保险信息的完全共享，全社会都要监督区块链建设。因此，通过区块链技术实现保险信息完全共享的过程漫长。

（2）信息不对称，投保人与保险公司互不信任

投保人、保险公司和中间人之间总是缺乏信任。虽然区块链技术可以简化购买保险和理赔的过程，但需要保险业自律，可能加剧双方的不信任。因此，保险公司需要完善保险机制，构建信任机制来降低信用成本。

尽管区块链可以将保险公司与其他相关行业联系起来，但是保险业与医疗、教育甚至商业运营等都有联系。因此，构建完整的区块链需要付出高昂的连接成本和巨大的工作量。

区块链技术正在逐渐改变人们的传统思维方式，并催生了许多新的商业模式。目前，一些保险公司已经意识到区块链技术的重要性。未来，"区块链+医疗保险"模式将在更高层次和更高层次上得到应用，保险业具有更广阔的前景。以下是对"区块链+医疗保险"发展模式的预测。

1. 支持跨平台的保险交易

患者医疗转诊服务要求医患双方（如患者和医生）的跨区块链平台安全地进行交易。区块跨链平台采用基于共识机制或者信任转移等多种通信手段，通过直接保险交易或者第三方的链接方式，有效打破了不同区块链间的通信壁垒，实现了不同交易平台间的交互，使得不同区块链平台可以协同操作，推动保险价值网络的形成。

2. 信息上链来防止虚假理赔

在医疗保险合同中，投保人往往在合同签订后失去对标的保单内容实际情况的控制。由于缺乏控制，许多医疗健康险种容易出现低额赔付。将基础数据上传到区块链，区块链可以提供全程追踪方式。例如，共享的账本可以确认与保险有关的投保人的真实医疗费用和健康史，可有效防范虚假理赔的风险。

3. 大数据、人工智能等技术推进医疗保险业的发展

大数据技术有利于提升保险数据的整合力度，通过对客户数据进行分析，发现保险市场的潜在规模。人工智能技术有助于分析医疗保险数据、加快医疗保险的流程，如保险中的人工智能允许快速、全天候访问账户信息，缩小保险公司与投保人之间的差距。区块链保证了保险交易过程的可信性和透明性，可实现多站点、跨平台的协作。区块链自动将信任嵌入医疗保险交易，自动化的理赔处理和支付、评估业务流程提高了医疗保险处理效率。以上技术可以重塑管理医疗保险的流程。

因此，区块链技术与保险的结合是当前经济发展的必然选择，如更合理的资金配置、提高整个保险行业的稳定性、帮助再保险公司直接获得有效数据。应用区块链进行再保险已成为各大区块链公司关注的焦点，有助于保险业健康有序的发展。

本章小结

区块链技术代表了医疗保健和医学的未来，采用安全技术，让用户、患者和医疗机构相信他们的信息是安全的，在降低保险公司运营成本、提高理赔效率、保护个人隐私、避

免"道德风险"等方面发挥了重要作用。目前，保险机构对区块链技术的研究和应用还很少，主要用于自动理赔、欺诈识别和资金流动跟踪。

本章主要阐述了区块链应用如何服务于医疗保险的应用场景，分析了传统医疗保险系统的突出问题，提出了基于区块链的解决方案。区块链应用在 Solve.Care 医疗保险企业案例，利用区块链去中心化、点对点交易、分布式高容错性和非对称加密算法，构建可信交易环境。区块链技术不但保证电子保单凭证的存真，而且智能合约可保证保险数据使用授权执行、控制操作权限，实现全流程的存证。希望为医疗保险行业带来新的思考，推动医疗行业的发展。

本章总结了目前区块链技术在保险业的应用情况，并在此基础上预测了区块链技术颠覆传统保险业运营模式的几种途径。然而，随着科学技术的飞速发展，很多保险公司都意识到了区块链技术的重要性。未来，"区块链+医疗保险"模式将在保险业更高层次、更广泛的领域得到应用。

第11章 区块链与智能医疗

世界各国政府通常在监测环境和人口健康方面发挥中心作用,应用人工智能和大数据分析等工具,可以及时、有效地完成重要任务,如调整医疗诊断方法。近年来,人工智能和机器人技术正在迅速进入医疗保健领域,也逐渐成为影响医疗行业发展、提升医疗服务水平的重要因素。

医疗保健互动中的基础是患者与医生之间的信任,这种信任不仅是行为上的。医疗保健人工智能和机器人技术具有对人与人之间的关系产生深远影响的潜力,可加速医学研究的进程。患者能够使用新工具进行健康监测,协助医疗机构探索药物发现、生物产品的研发和预防性保健的新方法。医疗数据可用性的增加和医疗行业的最新进展为医疗保健带来了前所未有的机遇,也为患者、研发人员和监管机构带来了重大挑战。区块链和人工智能技术的结合有望解决监管机构面临的问题。

11.1 人工智能对医学发展的影响

医学领域的数字革命引发了医疗保健行业的范式转变。医疗信息化和病历电子化已成为医疗机构的主要服务模式,简化了医生和患者访问医疗记录的流程,提高了医疗服务效率,改善了患者就医体验。

医疗人工智能指是以互联网为依托,通过基础设施的搭建及数据的收集,将人工智能技术及大数据服务应用于医疗行业中。医疗人工智能也可提高生物医学数据分析的效果。生物医学数据不仅限于帮助医生创建临床记录,而且大量数据是从生物医学成像、基础血液测试等实验室检查和组学数据中检索到的。值得注意的是，仅基因组数据的数量就有望超过其他数据密集型领域（如社交网络和在线视频共享平台）生成的数据量。但是，尽管数据量和复杂性的增加为医疗保健行业的发展提供了新机遇，但也带来了数据分析和解释方面的新挑战。同时，随着人口老龄化的加剧，社会对慢性疾病的治疗和预防的需求越来越迫切，需要新的全球综合医疗保健方法。

目前，医疗人工智能和机器人技术可被广泛用于如下方面：诊断患者病情、简单手术，在更复杂的程序中定义明确的任务（如缝合切口）；在短期和长期护理设施中监测患者的健康和精神健康；在身体或智力衰退期间，改善患者独立性的基本物理干预（如物理帮助或提醒服药）、患者自主活动（如语音指令轮椅），甚至在动态环境中需要物理干预的特殊任务（如抽血）等。

医疗人工智能可能重塑人与医疗机构之间的关系，深刻影响患者对医生的理解和信任。医疗人工智能和机器人可以通过影响医生和医疗保健机构的执行能力，以及初级医疗保健医生的社会和机构性质的潜在变化来改变医生与机构的关系。人工智能和区块链等新技术的引入可能催生建立高效和低成本的医疗保健生态系统。

11.2　人工智能融入医学研究

近年来，人工智能技术正在推动医疗卫生产业的发展。在医学领域，人工智能技术可以用来开发临床决策支持系统，以帮助医疗诊断。人工智能技术也可以部署在各种医疗设备、跟踪器和信息系统中。大量的患者数据被记录在电子病历（EMR）数据库中，包括诊断结果、病史、药物和实验室结果。通过提取、转换和加载过程，医学研究人员利用人工智能技术分析的患者数据集，发现病情机理。除了使用结构数据进行数据分析，人工智能技术现在还被用于医学图像识别、医学文本和语义识别以及分子生物学测试，分析结果可供医生对患者的病情进行重新评估。人工智能在医学中的应用主要体现在以下几方面。

1. 均衡医疗资源

目前，我国城市中接近85%的医疗资源集中在二甲、三甲医院，仅有15%左右的资源散布于基层社区医疗机构。从质量和数量上看，我国农村地区严重缺乏医疗设施，医生也严重短缺。一些经验丰富的医生不愿在农村地区工作，导致各地区医疗资源分配不平衡。基于人工智能的解决方案可以更有效地改善这一有限的基础设施和人力。目前，预测患者人数分析就是这样一种工具，政府部门可以随时了解当地的实际情况，甚至可以预测流行病的爆发。人工智能也可辅助医务人员开展工作，如使用轻量级设备测量患者的心电图、血压、心率、听诊、血氧饱和度和体温，这些信息可以实现无线传输数据，降低农村医疗成本、解决医疗保健中的重大问题。

2. 丰富医学研究

长期以来，由于盈利能力低下，国际制药公司一直忽视中医药的研究，而我国中医药公司由于研发成本过高，在这一领域的研究受到严重制约。随着政府对企业社会责任规则的最新修订，国际医药公司纷纷向中医药研究注入大量资金，临床试验不断增加，促进了中医药的研发。人工智能工具可以使临床试验更加有效并以结果为导向，而且能够比其他工具更早地指示受试者的副作用。

3. 解决就医难题

随着对每个患者的数据进行广泛的抽样，医生对病历数据可做精确的分析，不断提高诊断的质量，这也将极大地增进医生和患者之间的信任。人工智能的使用有助于更好地指导患者进行医疗诊断和康复护理，如寻艾中医 AI、阿里健康是我国的医疗支持初创公司，为患者提供指导，帮助他们找到合适的医生，指导他们进入出院流程，甚至为每个流程提供成本估算。

随着人工智能的引入，物联网、大数据分析、机器学习、云计算、区块链等技术得到了智能化应用，必将推动医疗诊断、医疗保健系统等领域的高速发展，为构建高效的服务体系、医疗保健系统提供可行的智能解决方案。

11.2.1 人工智能助力医疗应用

人工智能在医疗健康领域的应用越来越广泛，医疗行业越来越多地采用这一先进技术来辅助临床诊断、辅助手术和优化流程。

1. 辅助临床诊断

人工智能技术能够不断地深入到临床诊断领域，改善就医环境。医生依据医学影像资料的智能化识别和分析，可以实现胃部、头部、肝脏等身体部位进行精准的辅助医疗分析、推荐最佳的测试来改善诊断效果，如斯坦福大学用人工智能算法去检测皮肤癌。平安好医生"结合人工智能技术实现问诊、智能分析病况，推荐药物等。这不仅可以缓解地区医疗资源发展不平衡的问题，还可以及时追踪患者的病情的最新发展态势。中科国药健康平台基于"AI+大健康"技术打通传统的中医馆、药房、社区门诊、三甲中医院及服务实体之间的联系，可优化患者就医渠道，创新医生诊断方法。

2．辅助手术

在医疗领域，信任是有效医患关系的基础。人工智能正与其他技术集成，以帮助诊断和进行手术，如将数据数字化、医疗影像立体化等措施，方便医生及时捕获有效的信息，提高手术的精准度。人工智能作为一种新型的医疗干预手段，这种渐进的、动态的方法可以更好地确定相关的病情状况和选择合适的治疗方法。例如，眼科医生可以创新手术方式，为患者定制合适的手术方案。

3．优化流程

人工智能可以实现自动化业务流程、提高医疗效率和更准确的诊断，还可以改善患者体验并降低人均护理成本。自动化业务流程，特别是改进患者的医疗服务体验，为利用以流程为中心的方法提供了更好的思路。例如，利用人工智能，可将关注点转移到客户（或患者）体验上，IBM 公司使用人工智能支持的管理任务挖掘大数据，并帮助医生提供个性化和更高效的治疗体验。例如，依图科技利用人工智能技术开发了"新型冠状病毒性肺炎智能影像评价系统"，可以提高医疗影像的分析效果，对病灶的形态、范围、密度等关键影像特征进行综合判断，精准的定位肺炎负荷，结合 CT 的肺部分析，改善临床病况评估。

11.2.2　传统智能医疗突出问题

尽管人工智能技术促进了医疗保健的发展，但是信息统一收集在中心化的第三方机构中会存在潜在的数据安全性问题，主要的风险包括使用人工智能重新识别患者、数据完整性和偏差、数据控制权趋于受限以及隐私性和匿名性。

1．人工智能重新识别患者病情

人工智能可以增加匿名数据集中患者成功重新识别（演绎披露）的可能性。现有的医疗体系一般涉及三方：医院、保险公司和政府机构，分别生成不同的数据集。虽然如今实现匿名化的传统方法在一定程度上可以保证数据的安全，但是人工智能系统能够利用链接数据推断患者的健康状况或身份，可能导致患者的敏感信息泄露。

2．数据完整性和偏差

人工智能是一种模仿生物智能的技术，本身容易产生偏见。人工智能交互训练的数据集中的任何偏差都会导致训练应用程序采用操作数据集中的偏差。这些无意的偏见可能危及人工智能系统的安全性，甚至人工智能应用程序可能会做出错误判断。例如，数据质量受到影响，采样或训练数据出现偏差，不同的数据源可能产生不同的结果。人工智能系统可能对病变的影响不敏感，可能无法解释与临床环境相关的假阳性和假阴性预测。如谷歌利用深度学习辨别糖尿病视网膜病变，系统表现出较高灵敏度和特异性，也存在一些未检出视网膜内微血管病变的情况。

电子医疗记录是一个医疗行业的标准数据，没有标准体系或协议，不同的组织保存记录的方式也不同，这使得医疗服务提供者很难理解或信任患者的病史。不同的数据容易被提供者误解，甚至导致误诊和不准确的治疗方式。跨越不同专业和不同地理的医疗服务者需要足够自信的合作，为患者提供最佳护理。区块链通过为整个医疗保健行业提供一个一致的、标准的实时数据数据库来简化这一过程。

3．数据控制权趋于受限

基于人工智能的医疗解决方案可以提高现有医疗数据集的效用和价值，也可能导致对数据所有权和数据处理（包括存储、访问、共享、存档等）的控制减少。一些组织暴露出对医疗数据所有权的控制水平有限，在世界各地引起了关注。据 ICO 称，DeepMind 母公司违反了当地的《数据保护法》，获取了 160 多万名患者的数据。据 Security affairs 报道，2019 年德国漏洞分析和管理公司专家发现全世界有 600 个未受保护的 PACS（医学影像归档和通信系统）服务器暴露于互联网。这些例子表明，公共医疗组织和个体患者可能发现自己对隐私保护的理解存在分歧。

医疗保健和其他有价值的数据更容易成为不良行为者恶意攻击的目标，而不良行为者通常使用各种方法欺骗数据所有者或管理者，如勒索软件、恶意软件、网络钓鱼和拒绝服务攻击等。在医疗领域使用基于人工智能的解决方案也存在许多漏洞，需要更先进的防御方法。

4．隐私性和匿名性

人工智能系统的隐私性和匿名性是一个常见的挑战。敏感的患者数据现在以数字形式存在，并输入网络系统，但这些系统的安全级别通常没有明确定义。对电子病历安全性和隐私性研究表明，基于角色的访问控制是最受欢迎的访问控制模型，可以加强电子医疗数据的访问控制。此外，如果卫生保健人员和系统用户相对缺乏安全和隐私方面的培训，在医疗机构中使用人工智能时，数据的安全性和私密性将是最常见的问题之一。

另一个潜在问题是信息的丢失、泄漏和操纵，这可能意味着会产生与基于人工智能的医疗健康应用程序相关的风险。在应用程序之间聚合和共享消费者数据会给个人隐私和安全带来风险。集中连接所有的应用程序，包括医疗保健之外的一些行业，可能引发对数据隐私的担忧。因此，基于智能医疗应用程序的用户需要遵守规则，确保用户数据安全。

在医疗保健领域，人工智能正在整合其他技术，如机器人，帮助诊断和进行手术。然而，机器学习的许多应用方面，如深度学习，仍然是"黑箱"，缺乏解释和透明度，并没有构建信任机制。信任是有效的医患关系的基石，信任的建立是一个动态的过程，从最初的信任建立到持续的信任、可预测性、可用性和隐私性是影响信任建立的重要因素。如何提高人们对人工智能医疗应用的信任？区块链技术可以很好地解决这一问题。

11.3　人工智能融合区块链医疗

人工智能和区块链的结合可能有助于消除这两种技术的一些缺点。区块链的核心是一种数据结构，使创建交易的数字账本成为可能，并在分布式的、点对点的计算机网络中共享。区块链使用密码学技术加密数据，允许网络上的每个参与者以一种安全的方式增加账本，而不需要中央权威机构。遵循区块链协议的规则，添加和更改必须经过大多数参与者的验证和同意。此外，区块链上的自定义逻辑程序（通常称为智能合约）的合并，允许协议和条件逻辑的自动化和强制执行，这进一步扩展了区块链的能力，超越了传统的一方支付和简单的价值交换。

人工智能通过评估、分析和理解特定模式和数据集来帮助决策，最终目标是产生自主交互。人工智能与区块链技术融合，能提高两者之间的内在联系，具体特性如下。

1. 实现更好的数据共享

人工智能更多依赖大数据，特别是实现数据共享，以支持算法的发展和进步，以更好地建模、预测和采取相应的行动。医疗系统有很多开放数据需要分析、预测和评估，人工智能应用程序的正确性越高，生成的算法越可靠。

医院和患者每天都要创建大量的医疗数据，并以电子病历的形式保存，这些数据大多独立于医疗机构，难以形成有效的共享。人工智能除了改进协作和更安全的数据共享，还可以帮助医生通过整理数据并从中收集最有价值的信息来更好地利用区块链。例如，在传统电子病历的非结构化记录中，关于患者病情的重要数据容易部分丢失，但在区块链中，这些信息（以及医生的所有记录）将被一个人工智能程序记录和存储。在分析患者的病史时，该程序将充分利用患者病历和其他相关数据进行训练。针对训练数据的隐私性，参与者的训练数据可以通过加密形式先保存在分布式系统中，只有符合条件的参与者才能解密训练数据。

2．更高的安全与信任要求

人工智能可以集成多个数据源来访问更广泛的、复杂的变量数据集，提高其识别重要因果模式的能力。然而，这又产生了隐私问题。对于人工智能而言，机器的自主性还需要高度的安全性，以减少灾难性事件发生的可能性。

3．提高医疗管理水平

医疗人工智能系统可能改变医疗生态系统的标准和价值观，确立新型的医疗范式，有助于医疗管理水平。智能设备通过物理检测，可以精准地检测患者的心率、血压、肺部等健康指标。医疗机构汇集患者的检测数据并构建云医疗数据库，形成个人健康档案，进行对比分析，形成特定的管理方法。同时，通过了解用户的个人生活习惯，人工智能技术可以对数据进行处理，对用户的整体状况进行评估，并提出个性化的健康管理方案。如数字推理公司通过将人工智能算法集成到区块链中，人工智能学会像医生一样思考，以检测健康趋势和模式。

智能医疗可用于包括诊断、分析、关键决策制定和医学检验报告验证等医疗阶段。机器学习算法可以使用图形数据库来提取数据，分类模式和预测未来处方。贝叶斯网络基于因果关系建立的图形数据库，是机器学习算法的一个组成部分，该算法使用图形数据计算潜在变量。贝叶斯网络的生命力在于其调节概率和预测的能力。当应用于健康数据时，它可以在不相关的数据之间做出有效的预测，可以在不变的交易日志中记录医疗保健图形数据库中所有实体（如医生、专家、医学研究人员、药物制造商、患者等）及其活动（包括治疗方法、处方和患者摄入的药物）的关系。

人工智能和区块链基础设施结合也可以应对互联网面临的安全威胁。区块链提供了一个分布式账本和审计机制，需要查询的信息和数据存储在链上，高度透明，便于安全审计。人工智能现在能够处理大量数据，而区块链提供了去中心化和安全的数据访问。区块链技术通过分布式的网络收集数据，训练大量高质量的图像（如放射学扫描、核磁共振、CT扫描）。此外，在多方面收集的疾病临床记录的基础上构建的训练模型，患者可以获得更好的治疗效果。

11.4　重塑智能医疗模式

基于区块链的智能医疗系统可以极大地简化数据采集过程，允许患者直接将自己的数据上传到医疗系统，如果医疗系统能明确患者的医疗数据的价值，并能公开透明的销售医疗数据，那么患者在链上能跟踪所有使用自己的医疗数据的活动。在医疗系统中，患者开放获得其数据所有权和访问特权，甚至以合理的价格将其数据直接出售给数据消费者。

但是，区块链和人工智能技术的结合可以根据患者的病史、遗传谱系、压力水平、地理位置，大气状况、个性化医学、方形治疗和健康建议等，方便医生制定更加精细化的医疗服务方案。图 11-1 概述了人工智能与区块链技术的组合。

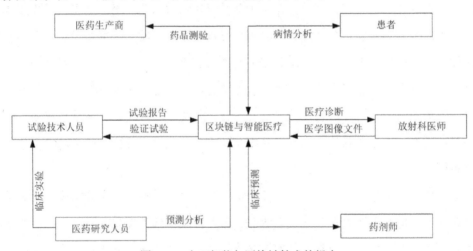

图 11-1　人工智能与区块链技术的组合

区块链医疗网络可以实现分布式存储患者记录，还可以制定基于图形的关系数据库，便于理清非结构化数据以及数据之间的关系。考虑一个智能医疗场景：

❖ 患者：存储和出售其医学数据并从数据分析结果中接收健康报告。

❖ 医药生产商：从患者那里购买数据并为用户提供数据分析结果。

❖ 试验技术人员：检查从患者那里收到的数据。

❖ 参与用户：使用加密货币（可能不与个人数据进行任何交互）。

用户可以保持其数据的私有性和安全性，只允许付费的组织访问数据，并且尽可能保持匿名。客户打算购买指定的数据样本，这些样本由许多用户聚合而成。为了确保用户提供的数据的质量，需要第三方——数据验证器，是数据的第一买家的专家。

数据验证器检查数据质量，并为客户提供用户数据有效性的保证。市场上的互动以交易的形式在区块链上注册。区块链本身不包含任何开放的个人信息，包含哈希值和可标记的时间戳，并为市场上的所有操作提供合理级别的不可抵赖性。前者是通过区块链锚定和其他可靠的时间戳技术实现的，后者是通过数字签名和基于区块链的公钥基础设施（PKI）来实现的。

11.4.1 企业案例：DeepMind 智能医疗

Alphabet 旗下英国的人工智能子公司 DeepMind 建立了一个区块链医疗保健系统。DeepMind 正在构建医疗保健计划，并于 2016 年底构建了一个医疗数据审计系统。随着越来越多的医疗数据数字化，DeepMind 可确保在共享患者记录时，数据保持私有、准确和无篡改。DeepMind 与英国国家健康服务中心（National Health Service，NHS）联手创建机器学习服务，可以在医学扫描和其他健康记录中识别疾病和疾病。这样允许医院、NHS 甚至患者自身都能实时跟踪其个人健康数据。

DeepMind 是一个基于区块链的医疗系统，使用密码学技术对过去的记录实现加密传输，以保证传输的准确性。每次用户在使用一条数据时，都会基于以前的所有活动生成一个新代码。这意味着，如果其他用户想去篡改先前的记录，后面的每条记录就会变得混乱，这一违规行为很快被揭示出来。

DeepMind 使用区块链的健康服务协助医院进行临床诊断，医院将敏感的医疗数据上传到医疗系统进行临床服务，确保医疗数据的使用符合患者的意愿。具体过程如下：

1. 审计数据

为医院及其合作伙伴提供医疗数据服务，审计的任务职责是根据相关指示提供安全的数据服务，以实现医院的安全控制。一旦系统接收到医疗数据，就会建立交互的日志，以便在需要时进行审计。

通过可验证数据，即每次与医疗数据进行交互时，会向账本添加相应的条目，该条目记录了特定数据的依据，如 NHS 通过检查血液测试数据预测可能产生的急性肾损伤。

可创建一个特殊的数字账本，以加密可验证的方式自动记录患者数据的每次交互，即每次向账本添加数据条目时，都会产生一个加密的哈希值。此哈希值汇集了先前的账本的所有的哈希值。这时，医疗系统产生一个可信任的分布式账本，该账本可以获得与用户交互的机会，并由医疗机构中可信的第三方进行验证。

2．数据验证的实施过程

为了改进传统的审计方式，DeepMind 构建了一个专用的在线界面，合作医疗机构可以利用系统来检查 DeepMind 健康数据的使用情况并进行审计追踪。即允许系统进行原样连续验证，使得合作医疗机构非常容易查询账本并检查特定医疗数据的使用情况。此外，医院工作人员能够实时查看公司如何利用数据，以及设置自动警报以表示异常使用情况。与此同时，医院可以在将来的某个时候开放给患者使用和检查数据处理情况。

DeepMind 正在迅速开发一系列不同的医疗工具，包括可以提醒医务人员注意患者疾病早期征兆的软件、诊断眼科疾病的人工智能系统，以及指导癌症治疗的机器学习方法。

DeepMind 让患者可以访问哪些数据、访问了多长时间、在哪项政策下以及这些数据在此生态系统中是如何移动的。换言之，DeepMind 实现了医疗数据的透明性。

11.4.2　典型的区块链智能医疗案例

人工智能技术已经在许多不同的行业发生变化，包括医疗保健行业。而医疗数据非常庞大，需要系统化。智能医疗设备收集这些数据，并根据需要做出准确诊断，消除医疗错误。区块链网络合并多个模型预测以创建最终的稳健模型，整体模型的预测通常比单个预测更准确。国内外涌现了一批基于人工智能和区块链技术结合的医疗项目。

Modelchain 提出了一个用于在支持患者信息的同时进行众包机器学习的框架。在私有链网络中，参与站点仅共享用于构建最终模型的模型参数。除了预测模型，预测还可以来自对正确的预测给予奖励而对不正确的预测予以惩罚的个人。例如，Modelchain 可用于公共卫生，以预测流行病的爆发。

Shivom 是基于区块链和人工智能的一流的数据分析平台，保证了患者的机密性和控制力。在 Shivom 平台上，消费者可以指定他们希望与谁共享他们的数据，并从研究人员那里获得经济奖励。通过智能合约技术，Shivom 能够使用以太坊公有链上的消费者私钥记录权限。在这项活动之后，可以让选定的研究人员不仅可以访问基因文件，还可以访问用户在线所属的各种账户的元数据。

Skychain 旨在使用区块链技术和人工智能革新医疗诊断市场，并将建立一个基于区块链技术的开源基础设施，以帮助医疗神经系统的开发、培训和使用。Skychain 的目标是简化医疗大数据提供商、医疗诊断神经网络开发者、医生和患者之间的交易，使用人工智能系统做出更准确的诊断。

天医 AIDOC——区块链 AI 医生。在天医系统中，将会为每位注册用户，免费为用户构建一个利用人工智能与虚拟成像的方式，对实时体征数据进行解析，能够及时发现体征数据异常，防范未知疾病风险。换言之，在该网络中的用户可以上传自己的身体特征及病理数据，部署在体内或体外的各类智能医疗设备实时或准实时地收集这些数据，整个人被数据化。一旦身体某个部位出现异常，智能设备就会感知数据的变化，并通知患者就医，还可以通过网络将直接相关的身体数据传递给人工智能医生进行辅助诊断，预测和分析疾病数据，最终由医生进行有针对性的诊疗。

11.5 区块链智能医疗的发展趋势

区块链和人工智能可以相互作用并发挥出更大的潜力和价值，这种协同效应可以解决医疗保健领域中一些复杂的问题。人工智能可以通过学习历史数据和使用医生的资格和职业历史（包括他们的教育、培训、住院等）以及任何特殊证书来帮助实现认证过程的自动化。区块链可以帮助基于区块链的实用程序在第一次请求验证时记录和确认验证的出处，以及一个公式化密钥加密数据，以证实该数据从最初发布时起从未被篡改过。随着时间的推移，绝大多数经过历史验证的交易都可以传播到请求的组织中，并大大降低当今行业中普遍存在的成本高昂的重复性再验证的水平。

智能网络是具有智能的计算网络，其识别和传输由网络自身通过协议执行，这些协议自动识别事物（深度学习技术），并在网络内验证、确认和路由交易（区块链技术）。区块链技术是加密的分布式账本技术，可以通过智能网络实现安全的、端到端和经过计算验证的价值转移。智能网络被"融入"区块链网络，包括用于预测识别的深度学习算法，以及用于确认真实性和转移价值的区块链。其好处是，区块链深度学习系统上运行的智能网络能提供一个先进的计算基础设施来解决下一层大规模实时预测数据的科学问题，如基因疾病、数据分析等。

人工智能融入区块链，可以推动区块链制定特定的激励措施、增强更高信任度、提高数据质量，还可以改善人工智能的功能、决策、采购，以及学习能力，这些能力将为依靠人工智能技术支持业务任务的人员和组织带来更大的利益。以下是对"区块链+智能医疗"发展模式的预测。

1．在 5G 网络中的智能医疗

下一代移动通信网络 5G 将协调异构设备和应用，以提高能效、网络容量和资源可达性。如何在移动虚拟网络运营商、顶级运营商和行业垂直市场参与者之间根据不同的需求动态分配份额，并不是一个容易解决的问题。区块链和智能合约可以构建新的一个医疗服务模式，以协作工业自动化流程和相关制造设备，实现高效运营。基于区块链的云光纤无线网络（Cloud Radio over optical Fiber Network，C-RoFN）采用匿名接入识别机制，降低网络运营和连接成本，可实现在医疗服务中一次很好的尝试。

2．基于软件定义网络的智能医疗

软件定义网络（Software Defined Networking，SDN）提高了网络的控制能力，对变化的需求做出了更快的响应，使网络变得灵活。通过智能医疗与 SDN 的融合，两种技术无缝受益。SDN 可以帮助医疗数据解决数据交付、数据云端处理、传输、数据调度、资源优化等大部分问题。同样，智能医疗系统可以帮助 SDN 处理流量数据、安全漏洞以及数据中心内部和内部网络通信。SDN 与人工智能和可扩展、不可篡改、去中心化的区块链集成后，SDN 和医疗数据可以更好地相互服务。在人工智能背景下，SDN 与区块链融合将解决网络虚拟化的大部分问题，提高医疗数据的处理效率。

3．构建智能医疗标准体系

虽然基于人工智能的技术在临床环境（如诊断工具）中大量涌现，但在基础技术（包括数据加密和虚拟化）方面存在重大差距。智能医疗的发展离不开相关技术标准体系的建立完善，为此需要加快推进区块链智能医疗标准体系建设，推动该领域朝着规范化、可持续化方向发展：

一是加快推进区块链智能医疗标准规范体系的构建，加快推进与区块链技术相关的数据标准、应用标准等的建立，加快制定区块数据格式等基本标准，推动我国智能医疗标准体系的发展。

二是充分发挥智能医疗在医疗行业的优势，根据区块链医疗产业发展需求建立智能医疗产业联盟，制定符合区域发展的行业标准、行业策略。

随着医疗信息资源的进一步整合，未来几年将是中国医疗智慧建设快速发展时期。在新医改的指导下，更多地方医疗机构将建设"以患者为核心"的临床管理体系，进一步拓展医学影像传输系统的发展，为"区块链+智能医疗"的可持续发展提供有力支撑，在推进区域卫生信息化建设的同时，致力于构建更先进的医院管理体系，提高自身竞争力，为人民带来更好的医疗体验。

本章小结

区块链作为一个去中心化的分布式账本系统，区块链最显著的一个用途就是记录数据信息。区块链系统中的数据信息是由区块链的每个节点共同维护的，这些节点相互之间不需要任何信任。本章介绍了区块链技术与人工智能结合在医疗中的应用、人工智能对医疗发展的影响、人工智能融合区块链医疗、重塑智能医疗模式；通过 DeepMind 智能医疗企业案例的应用创新项目，阐述了在实际应用场景中如何利用区块链优化智能医疗流程、提高效率、降低成本的效果。未来，"区块链+智能医疗"模式将在医疗行业的更高层次、更广泛的领域得到应用。

参考文献

[1] Mamun A A, Faruk M U, Azam S, et al.. A combined framework of interplanetary file system and blockchain to securely manage electronic medical records[M]. 2020.

[2] Shukla R G, Agar Wa L A, Shukla S. Blockchain-powered smart healthcare system[J]. Handbook of Research on Blockchain Technology, 2020:245-270.

[3] Onik M, Aich S, Yang J, et al.. Blockchain in healthcare: challenges and solutions[J]. Big Data Analytics for Intelligent Healthcare Management, 2019:197-226.

[4] Zhang, Peng. Blockchain technology use cases in healthcare[J]. Advances in Computers, 2018.

[5] Nguyen T L. Blockchain in healthcare: A new technology benefit for both patients and doctors [C]// 2018:1-6.

[6] Rwa A, Ks A, Rj A, et al.. The role of blockchain technology in telehealth and telemedicine[J]. International Journal of Medical Informatics, 2021.

[7] IOTA Foundation. EHealth : The next generation of distributed ledger technology [EB/OL].

[8] IOTA Foundation. Meet the Tangle : The next generation of distributed ledger technology [EB/OL].

[9] Bhandary M, Parmar M, Ambawade D. A blockchain solution based on directed acyclic graph for IoT data security using IoTA tangle [C]// 2020 5th International Conference on Communication and Electronics Systems (ICCES). 2020.

[10] Rathore H, Mohamed A, Guizani M. Blockchain applications for healthcare[J]. Energy Efficiency of Medical Devices and Healthcare Applications, 2020.

[11] Medicalchain-Whitepaper-EN [EB/OL].

[12] Dhillon M, Bass J, et al.. Blockchain in healthcare: innovations that empower patients, connect professionals and improve care [M], 2020.

[13] The immortal life of henrietta lacks summary [EB/OL].

[14] Vikram D, John B, Max H, and David M. Blockchain in healthcare: Innovations that empower patients, connect professionals and improve care[M]. Productivity Press, 2019.

[15] Habermann B, Broome M, Pryor E R, et al.. Research coordinators' experiences with scientific misconduct and research integrity[J]. Nursing Research, 2010, 59(1):51-57.

[16] Nakada H, Hasthorpe S, Ijsselmuiden C, et al.. Recommendations for promoting international multi：ite clinical trials—from a viewpoint of ethics review[J]. Developing World Bioethics, 2019, 19(4).

[17] DNAtix cyber genetics smart platform [EB/OL].

[18] The secure platform for Genetics – DNAtix [EB/OL].

[19] Carlini R, Carlini F, Palma S D, et al.. Genesy: a blockchain-based platform for DNA sequencing [C]// Distributed Ledger Technology Workshop. 2019.

[20] Carlini F, Carlini R, Palma S D, et al.. The Genesy model for a blockchain-based fair ecosystem of genomic data[J]. Frontiers in Blockchain, 2020, 3:483227.

[21] Jin X L, Zhang M, Zhou Z, et al.. Applying blockchain platform to manage and secure personal genomic data: The case of LifeCODE.ai in China[J]. Journal of Medical Internet Research, 2019, 21(9).

[22] Shakhbulatov D, Medina J, Dong Z, et al.. How blockchain enhances supply chain management: A survey. 2020.

[23] Zolfaghari A H, Daly H, Nasiri M, et al.. Blockchain applications in Healthcare : A model for research. 2020.

[24] Kapoor D, Vyas R B, Dadarwal D. An overview on pharmaceutical supply chain: A next step towards good manufacturing practice[J]. Drug Designing and Intellectual Properties International Journal. DOI:10.32474/DDIPIJ.2018.01.000107.

[25] Jamil F, Lei H, Kim K, Kim D. A novel medical blockchain model for drug supply chain integrity management in a smart hospital. Electronics, 2019, 8(5).

[26] Banerjee A. Blockchain technology : supply chain insights from ERP[J]. Advances in Computers, 2018.

[27] Kotsiuba I, Velvkzhanin A, Yanovich Y, et al.. Decentralized e-health architecture for boosting healthcare analytics [C]// 2018 Second World Conference on Smart Trends in Systems, Security and Sustainability (WorldS4). 2018.

[28] Nguyen T L. Blockchain in healthcare: A new technology benefit for both patients and doctors [C]// 2018:1-6.

[29] Iuliana-Claudia M. Medical tourism and its contribution to the development of economy[J]. Revista Economica, 2018, 70.

[30] Horsfall D, Lunt N, King H, et al.. The impact of the Internet on medical tourism[M]. Palgrave Macmillan UK, 2013.

[31] Makinde O A, Brown B, Olaleye O. The impact of medical tourism and the code of medical ethics on advertisement in Nigeria.[J]. Pan African Medical Journal, 2014, 19.

[32] Rejeb A, Keogh J G, Treiblmaier H. The impact of blockchain on medical tourism [C]// Workshop on e-Business (WeB 2019), 2019.

[33] Robomed Network[EB/OL].

[34] Rathore H , Mohamed A , Guizani M. Blockchain applications for healthcare[M], 2020.

[35] Oham C, Jurdak R, Kanhere S S, et al.. B-FICA: Blockchain based framework for auto-insurance claim and adjudication [C]// 2018 IEEE International Conference on Internet of Things (iThings) and IEEE Green Computing and Communications (GreenCom) and IEEE Cyber, Physical and Social Computing (CPSCom) and IEEE Smart Data (SmartData). IEEE, 2018.

[36] Shoeb, S. ICOs in Healthcare industry | Detailed Healthcare ICO sector analysis.

[37] McGhin T, Raymond Choo K K, Liu C Z, He D. Blockchain in healthcare applications: research challenges and opportunities. Journal of Network and Computer Applications, 2019, 135, 62–75.

[38] Advanced Healthcare Platform On Blockchain(Solve.Care) [EB/OL].

[39] Larosa E, Danks D. Impacts on trust of healthcare AI [C]// the 2018 AAAI/ACM Conference. ACM, 2018.

[40] King D, Karthikesalingam A, Hughes C, et al.. Letter in response to Google DeepMind and healthcare in an age of algorithms[J]. Health & Technology, 2018.

[41] Peng Z, Boulos M. Chapter 50: Blockchain solutions for healthcare[J]. 2020.

[42] JP Hlávka. Security, privacy, and information-sharing aspects of healthcare artificial intelligence[M]. 2020.

[43] Zhao L. The analysis of application, key issues and the future development trend of blockchain technology in the insurance industry[J]. American Journal of Industrial and Business Management, 2020, 10(2):305-314.

[44] Ellahham S, Ellahham N, Simsekler M. Application of artificial intelligence in the health care safety context: opportunities and challenges[J]. American Journal of Medical Quality, 2019.

[45] Juneja A, Marefat M. Leveraging blockchain for retraining deep learning architecture in patient-specific arrhythmia classification. IEEE, 2018.

[46] Deepmind[EB/OL].